心臓の科学

SCIENCE OF THE HEART

人間のパフォーマンスにおける
心拍変動の役割

Rollin McCraty, Ph.D.　著

高木 輝秀　監訳

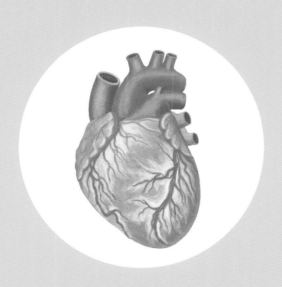

たにぐち書店

Japanese translation rights arranged with
Mrs. Daria B. Tokina c/o Dr. Alexander Ereskovsky
through Japan UNI Agency, Inc., Tokyo

まえがき

　私とハートマス研究所の開発したクイックコヒーレンスとの出会いは、2018年に受けたコミュニケーションの講座でした。短時間で、シンプルな方法にもかかわらず、とても深い瞑想状態に入り、心地良かったことを記憶しています。

　その後、脳外科医である私が、心臓の秘められたパワーに魅了され、ハートマス研究所の認定トレーナーにもなり、本書『The Science of the Heart』の日本語版を出版する機会をいただきました。

　人間の身体と心は密接に関係しており、心理的なストレスや感情の変化が身体にも影響を与えることが知られています。しかし、これまでの研究では、心と身体の関係を探究する上で、心臓の役割が十分に理解されていませんでした。本書では、ハートマス研究所が心臓の機能と人間のパフォーマンスに及ぼす影響を探求したさまざまな研究結果を紹介しています。

　本書で紹介される研究成果は、心理学や生理学などの専門家にとっても非常に興味深いものとなっています。また、一般の読者にとっても、ストレスや感情と身体の健康について深く理解するきっかけとなる内容となっています。

　本書が、読者の皆様の心身の健康に貢献することを願っています。

監訳者　高木　輝秀

目　次

Contents

ハートマス研究所について

　ハートマス研究所（HMI）は、年齢や文化を問わず、即時にストレスを解消し、個人のバランス、安定性、創造性、直観的な洞察力、充実感を高めるために、シンプルで使いやすい心理・思考と感情の自己調整ツールとテクニックを提供する革新的な非営利の研究・教育機関です。

　HMI の研究は、大手企業、政府機関、社会福祉法人、全軍、学校、大学、病院、幅広い医療従事者など、世界中のさまざまな人々を対象に行われているトレーニングプログラムの基盤となっています。HMI で開発されたツールとテクノロジーは、現代社会が直面している多くの困難な問題に対して、私たち一人ひとりのバランスを取り戻し、潜在能力を最大限に引き出すことから始まる、新しい効果的な解決策への希望を与えてくれます。

ハートマス研究所（HMI）の使命

　ハートマス研究所の使命は、人々の身体、心理・思考、感情のシステムを、ハートの直観的なガイダンスとバランスよく調和させることです。これにより、自分自身と他者、そして地球の幸福に対する思いやりのあるケアを通して愛の道を選択し、ハートに力を与えられた個人になるための道が開かれます。

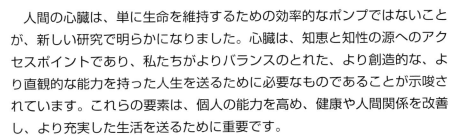

序　章

　人間の心臓は、単に生命を維持するための効率的なポンプではないことが、新しい研究で明らかになりました。心臓は、知恵と知性の源へのアクセスポイントであり、私たちがよりバランスのとれた、より創造的な、より直観的な能力を持った人生を送るために必要なものであることが示唆されています。これらの要素は、個人の能力を高め、健康や人間関係を改善し、より充実した生活を送るために重要です。

　本書は、精神生理学や心臓神経学の分野以外ではまだあまり知られていない、心臓の科学の興味深い側面を探ります。ハートマス・システムとして知られている非常に実用的で研究に基づいたスキルセットへの橋渡しをする研究を紹介します。

　心臓は、何世紀にもわたって、感情、勇気、知恵の源と考えられてきました。ハートマス研究所のリサーチセンターでは、25年以上にわたり、心臓と脳がコミュニケーションをとる生理学的なメカニズムと、心臓の活動が私たちの知覚、感情、直観、健康にどのように影響するかを研究してきました。研究の初期段階で、私たちは「なぜ人は、愛などの再生感情や心の痛みを、心臓の物理的領域で感じるのか」という疑問を持ちました。1990年代初頭には、ストレスを感じる感情が自律神経系（ANS）やホルモン系、免疫系の活動にどのような影響を与えるかだけでなく、感謝や思いやり、ケアなどの感情がどのような影響を与えるかについても、いち早く研究を開始しました。私たちは長年にわたり、EEG（脳波）、SCL（皮膚コンダクタンス）、ECG（心電図）、BP（血圧）、ホルモン値など、さまざまな生理学的指標を利用した研究を

行ってきました。しかし、一貫して、人の感情状態、つまり現在のストレスや認知プロセスを最もダイナミックに反映する指標は、心拍変動（ハートリズム）であることがわかってきました。イライラや圧倒されるなどのストレスや枯渇した感情は、高次の脳中枢や自律神経系の障害を増大させ、それが心拍数に反映され、ほぼすべての身体システムの機能に悪影響を及ぼすことが明らかになりました。これらの研究から、心臓と脳の間の神経およびその他のコミュニケーション経路について、より深く理解することができました。また、心臓はまるで自分自身の心を持っているかのように振る舞い、私たちの日常生活における知覚や反応に大きな影響を与えていることもわかりました。心臓は私たちの意識、知覚、知性に影響を与えるということです。その後、多くの研究により、心臓のコヒーレンスは、認知機能、自己調整能力、感情の安定性、

回復力の向上に関連する最適な生理学的状態であることが明らかになりました。

　現在、私たちは当初の疑問の多くをより深く科学的に理解しており、心臓の活動が精神的な明晰さ、創造性、感情のバランス、直観、個人的な能力にどのように、そしてなぜ影響するのかを解明しています。私たちや他の研究者の研究によると、心臓は単なるポンプではありません。心臓は実際には、非常に複雑な情報処理センターであり、一般に心臓脳と呼ばれる独自の機能的な脳を持ち、神経系、ホルモン系、その他の経路を介して脳と連絡を取り合い、影響を与えています。これらの影響は、脳の機能や体の主要な器官のほとんどに影響を与え、心理・思考的、感情的な経験や人生の質に重要な役割を果たしています。

　近年では、直観の電気生理や、体外に放射される心臓の磁場が、他の人やペットにまで影響を与える情報を運び、意外な形で人と人を結びつけていることなどを探る研究を数多く行ってきました。また、地球の磁場と人類の相互関係を探る「グローバル・コヒーレンス・イニシアチブ（GCI）」を立ち上げました。

　本書では、私たちの研究の主な結果と、個人のコヒーレンスにおいて心臓が果たす魅力的で重要な役割、そしてハートマス・テクニックを実践することで健康、精神機能、知覚、幸福感、エネルギーレベルに起こるポジティブな変化について説明しています。ハートマスのテクニックを実践することで、ハートのコヒーレンスが高まり、より直観的で知的でバランスのとれた内なる基準から感情を自己調整する能力が高まります。また、コヒーレンスがどのように私たちの生理機能に反映され、客観的に測定できるのかについても説明しています。

　議論は、生理的なコヒーレンスから、家族、職場、地域社会におけるコヒーレンスへと広がっていきます。「サイエンス・オブ・ザ・ハート」は、個人のコヒーレンスに責任を持ち、それを高めることは、個人の健康と幸福を向上させるだけでなく、地球の環境にも影響を与えるという視点で締めくくられています。多くの人が地球の磁場にコヒーレントなエネルギーを加えることで、人間と地球の磁場との間の相互に有益なフィードバックループを強化し、安定させることができると仮定しています。

第1章
心臓と脳のコミュニケーション

　従来、脳と心臓のコミュニケーション経路の研究は、主に脳からの指令に対する心臓の反応に焦点を当てた、どちらかというと一方的な視点で行われてきました。しかし、心臓と脳のコミュニケーションは、それぞれの器官が相手の機能に絶えず影響を与える、ダイナミックで継続的な双方向のコミュニケーションであることがわかってきています。心臓と脳のコミュニケーションは、神経学的（神経インパルスの伝達）、生化学的（ホルモンや神経伝達物質の伝達）、生物物理学的（圧力波の伝達）、エネルギー学的（電磁場の相互作用）の4つの主要な方法で行われていることがわかりました。これらの経路でのコミュニケーションは、脳の活動に大きな影響を与えます。さらに、心臓が脳に送るメッセージもパフォーマンスに影響を与えることが、私たちの研究で明らかになっています。

心臓から脳と体への4つのコミュニケーション

- 神経学的なコミュニケーション（神経系）
- 生化学的コミュニケーション（ホルモン）
- 生物物理学的コミュニケーション（パルス波）
- エネルギー的なコミュニケーション（電磁場）

　精神生理学の分野で、心臓と脳の相互作用を最初に研究したのは、John and Beatrice Lacey 夫妻でした。1960年代から70年代にかけての20年間の研究で、彼らは、心臓が脳とコミュニケーションをとり、それが人間の世界に対する認識や反応に大きな影響を与えることを観察しました。

　生理学研究者の Walter Bradford Cannon の考えでは、人間が興奮しているときには、交感神経が心拍数の増加で示される闘争や逃走のためのエネルギーを与え、平穏なときには、副交感神経が心拍数を低下させて、人間を落ち着かせるというものです。Cannon は、自律神経系とそれに関連するすべての生理的反応は、与えられた刺激や課題に対する脳の反応と連動していると考えていました。おそらく、私たちの内

なるシステムは、興奮しているときには一緒に活性化し、休息しているときには一緒に落ち着くのでしょう。また、Cannon は「ホメオスタシス」（恒常性）という概念を紹介しました。それ以来、生理学の研究は、すべての細胞、組織、器官が静的または一定の定常状態を維持しようと努力するという原理に基づいて行われてきました。しかし、心拍数（HR）、血圧（BP）、神経活動などの生理学的プロセスから時間的に連続したデータを取得できる信号処理技術が導入されたことにより、いわゆる定常状態であっても、生物学的プロセスは複雑かつ非線形に変化することが明らかになりました。これらの観察結果から、健康で最適な機能とは、複数の神経、ホルモン、機械

的な制御システムが、局所および中枢レベルで継続的かつ動的な双方向の相互作用を行っているということがわかってきました。これらのダイナミックで相互に関連した生理的・心理的な制御システムは、固定した画一的なものではありません。

例えば、心臓の正常な安静時のリズムは、長年にわたって一般的に考えられていた単調で規則的なものではなく、非常に多様であることがわかっています。これについては、心拍変動（HRV）の項で詳しく説明します。

Lacey 夫妻は、Cannon が提案したモデルが、実際の生理学的行動と部分的にしか一致していないことに気づきました。研究を進めていくうちに、特に心臓には独自の

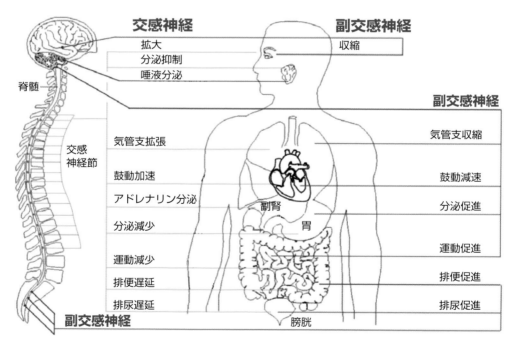

図 1.1　自律神経系 (ANS) による主要な臓器の支配。副交感神経線維は主に迷走神経にありますが、横隔膜下の臓器を調節するものは脊髄を通っています。また、交感神経の線維も脊髄を通っています。多くの健康問題は、ANS の不適切な機能が原因の一つとなっています。感情は、ANS の両枝の活動に影響を与えます。例えば、怒りを感じると交感神経の活動が活発になりますが、多くのリラックス法は副交感神経の活動を活発にします。

論理があるようで、自律神経系の活動の方向性とは異なることが多いことがわかったのです。心臓は、まるで自分自身の心を持っているかのように行動していたのです。さらに、心臓は脳に意味のあるメッセージを送っているようで、脳はそれを理解するだけでなく、従うようにもなっていました。さらに興味をそそられたのは、これらのメッセージが人の知覚、行動、パフォーマンスに影響を与える可能性があるということでした。心臓から脳への入力が、脳の電気的活動を抑制したり促進したりする神経経路とそのメカニズムを、Lacey 夫妻は突き止めたのです。そして 1974 年、フランスの研究者たちが猫の迷走神経（心臓から脳への信号の多くを伝える）を刺激したところ、脳の電気的反応が通常の半分程度に抑えられたことを発見しました[1]。これは、Cannon が考えていたように、心臓や神経系が単に脳の指示に従っているだけではないことを示唆しています。むしろ、自律神経系や心臓と脳の間のコミュニケーションはもっと複雑で、心臓は独自の論理を持っていて、脳から送られてくる信号とは無関係に行動しているようでした。

　Lacey 夫妻の研究では、1 つの心周期の中で起こる活動に焦点を当て、心血管活動が知覚や認知能力に影響を与えることを確認することができましたが、結果にはまだ矛盾がありました。この矛盾を解消したのが、ドイツの Velden と Wölk で、彼らは心周期の中で認知能力が 10 ヘルツ前後のリズムで変動することを示しました。彼らの研究で重要なのは、視床活動の調節に重要なのは、心周期内の神経バーストの数ではなく、求心性（上行性）入力の心臓のリズムパターンと安定性であり、これが視床活動を調節し、それが脳機能にグローバル

な影響を与えるということを発見したことです[2, 3]。以来、内在性の心臓神経系（心臓脳）によって処理される求心性情報が、前頭皮質領域[4-6]や運動皮質[7]の活動に影響を与え、注意レベル、モチベーション[8]、知覚感度[9]、感情処理などの心理的要因に影響を与えることを示す研究が増えてきました[10]。

■ 心臓神経学：脳と心臓の関係 ■

　Lacey 夫妻が精神生理学の研究を行っていた頃、心臓専門医の小さなグループが、神経生理学者や神経解剖学者のグループと協力して、お互いに興味のある分野を探求していました。これが、現在、心臓神経学と呼ばれている新しい学問分野の始まりです。彼らの初期の発見の 1 つは、心臓には複雑な神経ネットワークがあり、それは心臓上の脳として特徴づけられるほど広範囲にわたっているということでした（図 1.2）[11, 12]。　一般に心臓内臓神経系と呼ばれている心臓脳は、頭の中の脳と同じように、複雑な神経節、神経伝達物質、タンパク質、支持細胞からなる複雑なネットワーク

ヒトの心臓の
固有心筋神経節間の
相互接続

心筋神経節の拡大図

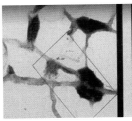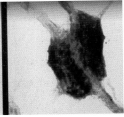

図 1.2　ヒトの心臓にある、相互に連結した固有心筋神経節の顕微鏡写真。水色の細い構造物は、ガングリオンをつなぐ複数の軸索です。

（提供：Dr. J. Andrew Armour）

です。心脳の神経回路は、学習、記憶、意思決定、さらには感情や感覚を得るために、脳から独立して行動することを可能にします。脳から ANS の交感神経枝と副交感神経枝を経由して下降する活動は、心臓に内在する神経システムに統合され、圧力、心拍数、心調律、ホルモンを感知する心臓の感覚ニューロンから発生する信号と一緒になります。

内在性心臓神経系の解剖学的構造と機能、および脳とのつながりについては、心臓神経学者によって幅広く研究されています [13, 14]。心臓と脳のコミュニケーションという観点からは、自律神経系の遠心性（下行性）経路が心臓の調節に関与していることは一般的によく知られています。しかし、迷走神経の線維の大部分が求心性（上行性）

であることはあまり知られていません。これらの上行性神経経路の多さから、脳が心臓に送る情報よりも、心臓が脳に送る情報の方が多いということです [15]。最近の研究では、心臓と脳の間の神経の相互作用は、以前考えられていたよりも複雑であることがわかっています。また、内在性の心臓神経系は、短期記憶と長期記憶の両方の機能を持ち、中枢神経の指令とは無関係に活動することができます。

心臓の内在性神経系で情報が処理されると、適切な信号が洞房結節や心臓の他の部位に送られます。このように、正常な生理状態では、心臓の内在性神経系は、中枢神経系とは独立して、心臓機能の日常的な制御の多くで重要な役割を果たしています。心臓の内在性神経系は、心血管の安定性と

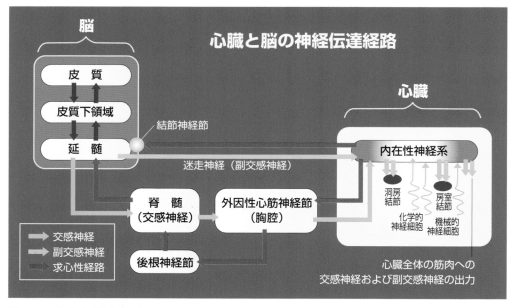

図 1.3　心拍変動（HRV）の生成には、心臓と脳の間で相互に作用する神経伝達経路が関与しています。内在性心臓神経系は、外在性神経系および心臓内の感覚ニューライトからの情報を統合します。胸腔内にある外因性心筋神経節は、肺や食道とつながっており、脊髄を介して皮膚や動脈などの多くの器官と間接的につながっています。迷走神経（副交感神経）は、主に延髄に接続する求心性（脳につながる）線維からなります。交感神経の求心性神経は、まず外因性心筋神経節（処理センターでもある）に接続し、次に後根神経節と脊髄に接続します。求心性信号が髄質に到達すると、皮質下の領域（視床、扁桃体など）、さらに高次の皮質領域へと伝わります。

効率性を維持するために不可欠であり、それがなければ心臓は正常に機能しません。内在性心臓神経系からの神経出力、すなわちメッセージは、脊髄と迷走神経の両方の上行経路を経由して脳に到達し、延髄、視床下部、視床、扁桃体を経て大脳皮質に到達します [5, 16, 17]。心臓と脳の間の神経系の経路を図 1.3 に、脳内の主要求心性経路を図 1.4 に示します。

　もし、Lacey 夫妻がパラダイムシフトを起こすような研究を行っていた時に、内在する心臓神経系の存在と、心臓と脳の間の神経コミュニケーションの複雑さが知られていたら、彼らの理論とデータはもっと早くに受け入れられていたかもしれません。彼らの洞察力、厳密な実験、そして当時の科学界で定着していた常識に合わなくても、データが導くところに従う勇気は、心臓と脳のつながりを理解する上で極めて重要でした。彼らの研究は、心臓と脳、心臓と体をつなぐ基本的な生理的・心理的プロセスを解明する上で重要な役割を果たしました。1977 年、米国国立精神衛生研究所の Francis Waldropin 所長は、Lacey 夫妻の研究についてのレビュー記事の中で、「彼らの複雑で慎重な手順と大胆な理論とが相まって、期待と同時に論争を巻き起こすような研究結果を生み出した。長い目で見れ

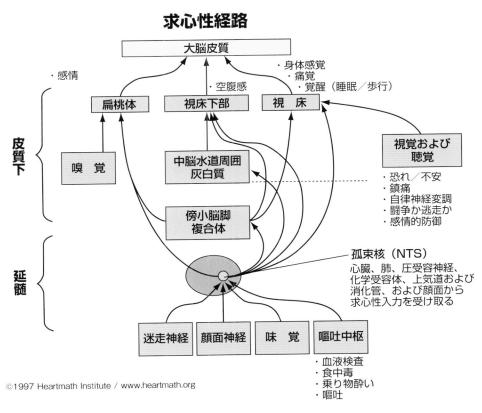

©1997 Heartmath Institute / www.heartmath.org

図 1.4　心臓や循環器系からの情報が脳の活動を調節するための、現在知られている求心性経路の図。NTS からは、扁桃体、視床下部、視床への直接的な接続が見られます。また、図には示されていませんが、背側迷走神経複合体から前頭葉に直接到達する経路があるという証拠も出てきています。

ば、彼らの研究は、私たち一人一人を完全な人間にしているものについて多くのことを教えてくれるかもしれないし、悩んでいる人を健康に戻すことができる技術を示唆してくれるかもしれない」と述べています。

■ ホルモン腺としての心臓 ■

心臓は、神経学的な相互作用に加えて、生成するホルモンによって脳や体と生化学的なコミュニケーションをとっています。通常、心臓は内分泌腺とは考えられていませんが、実際には体全体に様々な影響を与えるホルモンや神経伝達物質を製造し、分泌しています。

1983年、心臓の心房で産生・分泌される新しいホルモンが発見され、心臓はホルモン系の一部として再分類されました。このホルモンは、心房性ナトリウム利尿因子（ANF）、心房性ナトリウム利尿ペプチド（ANP）、心房ペプチドなど、いくつかの異なる名称で呼ばれています。心房ペプチドは、体液と電解質のバランスに重要な役割を果たしており、血管、腎臓、副腎、脳の多くの調節中枢を調節するのに役立っています[18]。心房ペプチドの増加は、ストレスホルモンの放出を抑制し[19]、交感神経の働きを減少させ[20]、免疫系と相互作用するようです[21]。さらに興味深いことに、心房ペプチドは意欲や行動に影響を与えることが実験で示唆されています[22]。

その後、心臓には、かつては脳や神経節のニューロンでのみ生成されると考えられていた神経伝達物質であるカテコールアミン（ノルエピネフリン、エピネフリン、ドーパミン）を合成・放出する細胞があることが判明しました[23]。さらに最近では、心臓が神経伝達物質として作用するオキシトシンを製造合成・分泌していることが判明し、一般に「愛のホルモン」「社会的結合のホルモン」と呼ばれています。オキシトシンは、よく知られている出産や授乳時の機能に加えて、認知、寛容、信頼、友情、永続的な人間関係の構築にも関与していることが明らかになっています。驚くべきことに、心臓で生成されるオキシトシンの濃度は、脳で生成されるオキシトシンの濃度と同じ範囲にあります[24]。

第2章
レジリエンス、ストレス、感情

前世紀中頃には、絶え間ない感情的な影響や過度の身体的努力によって
負担がかかり、適切な休息が取れなくなった心臓は、機能障害を起こし、
病気にかかりやすくなると認識されていました[25]。

ストレスと心臓の関係について書かれた初期の論説では、約半数の患者で強い感情の動揺が心不全を引き起こすという説が認められていました。ストレス、苦痛、動揺と表現されることの多い特定不能の負の感情状態は、高血圧[26,27]、無症候性心筋虚血[28]、心臓突然死[29]、冠動脈疾患[30-32]、不整脈[33]、睡眠障害[34]、メタボリックシンドローム[35]、糖尿病[36,37]、神経変性疾患[38]、疲労[39,40]など、さまざまな病態と関連しています[41]。ストレスやネガティブな感情は、さまざまな疾患の重症度を高め、予後を悪化させることがわかっています[42,43]。一方、ポジティブな感情や効果的な感情の自己調整スキルは、健康を維持し、寿命を延ばすことが示されています[44-49]。心理生理学的な観点から見ると、感情はストレス経験の中心となります。私たちが自分自身がストレスを感じていると表現するとき、実際に経験するのは、不安、苛立ち、フラストレーション、自分でコントロールできない、絶望といった感情です。ちょっとした不便さであっても、人生の大きな変化であっても、苛立ち、不安、圧倒されるといった感情を引き起こす程に、状況はストレスとして経験されます[50]。

要するに、ストレスとは感情的な不安であり、その経験は、低レベルの感情的な不安から、心の中の激しい混乱にまで及びます。ストレスの原因となる感情は、外界の課題や出来事に反応して生じることもあれば、内的な対話や状態から生じることもあります。心配、不安、怒り、判断、恨み、焦り、圧倒、自信喪失などの感情が繰り返されると、私たちのエネルギーの大部分が消費され、日々の生活に支障をきたします。

さらに、ストレス反応を構成する生理的変化を活性化させるのは、思考だけではなく、感情です。私たちの研究によると、怒りを感じた過去の状況を認知的に思い出すような純粋な精神活動では、その記憶に関連した感情を実際に呼び起こすことほどには生理的プロセスに大きな影響を与えません。つまり、その記憶によって引き起こされた怒りの感情を再体験することは、それについて考えることよりも大きな影響があるということです[51、52]。

レジリエンスと感情の自己調節

私たちの感情は、人生に豊かな質感を与

15

え、意識的な経験を意味のある人生経験へと変化させます。感情は、私たちが何に関心を持ち、何に動かされるかを決定します。感情は私たちと他者を結びつけ、やるべきことをやる勇気を与え、成功に感謝し、愛する人を守り、支え、助けを必要としている人に思いやりと優しさを与えます。感情はまた、喪失の悼みや悲しみを経験させてくれます。感情がなければ、人生には意味や目的がありません。

　感情とレジリエンスは密接に関係しています。なぜなら、感情は、エネルギー調節に関わる多くの主要な生理学的プロセスの主要な推進要因だからです。私たちは、レジリエンスを「ストレス、逆境、トラウマ、困難に直面しても、それに備え、回復し、適応する能力」と定義しています[53]。したがって、健康、最適な機能、レジリエンスを維持する鍵は、自分の感情を管理する能力であると言えます。

　レジリエンスは特性ではなく状態として考えるべきであり、要求、状況、成熟度の変化に応じて、人のレジリエンスは時間とともに変化する可能性があることが示唆されています[54]。我々のレジリエンス研修

プログラムでは、レジリエンスを構築・維持する能力は、身体的（physical）、感情的 (emotional)、心理・思考的（mental）、精神的（spiritual）という4つの領域にわたるエネルギー資源の自己管理と効率的な利用に関係すると捉えています（図2.1）。身体的なレジリエンスは、基本的に身体の柔軟性、持久力、体力に反映され、感情的なレジリエンスは、自己調整能力、感情の柔軟性の度合い、前向きな考え方、支持的な人間関係に反映されます。心理・思考的（mental）なレジリエンスは、集中力や注意力を持続する能力、思考の柔軟性、複数の視点を統合する能力に反映されます。精神的なレジリエンスは、典型的には、中核的価値観へのコミットメント、直観力、他者の価値観や信念に対する寛容さと関連しています。

　生理機能をより一貫性のある状態にシフトさせることができる自己調整技術を学ぶことで、生理的な効率が高まり、精神と感情のシステムが整うことで、4つのエネルギー領域すべてにレジリエンス（エネルギー）が蓄積されます。レジリエンスの高さは、困難な状況から立ち直るためだけで

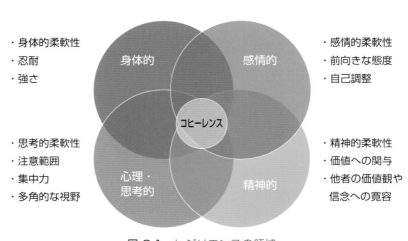

図2.1　レジリエンスの領域

なく、不必要なストレス反応（フラストレーション、焦り、不安）を防ぐためにも重要です。これらのストレス反応は、さらなるエネルギーと時間の浪費につながり、生理的・心理的リソースを枯渇させます。

　愛に満ちた支え合う人間関係を築き、維持し、冷静さ、一貫性、誠実さを持って人生の要求に効果的に応えるためには、自分の反応や行動を調整し、自己調整する能力が最も重要であることは、多くの人が認めるところでしょう。自己調整の能力は、レジリエンス、健康、効果的な意思決定の中心でもあります[55]。この能力は、あらゆる人間関係において、より大きな優しさと思いやりを持って人生を送るための成功の鍵となります。知的な自己調整能力が十分に高ければ、好みや過去の経験、性格特性にかかわらず、たいていの場合、適応的なことや正しい選択をすることができます[56]。

---

*　私たちは、健康とは病気がないことではなく、むしろ、個人が自分自身や環境との関係の変化に直面しても、一貫性の感覚（すなわち、人生は理解可能で、人間らしく、意味のあるものだという感覚）や機能する能力を維持するプロセスであると理解するようになっています[57]。*

　情動を自己調整するための能力は、筋肉を強化する過程と同様に、自己調整能力を高めたり強化したりすることで幅広い改善をもたらし、体内のエネルギーが枯渇しにくくなることが示されています[56]。体内のエネルギーが枯渇すると、自己コントロールを維持するための正常な能力が弱まり、ストレスの増大、不適切な行動、機会の喪失、コミュ

ニケーション不足、人間関係の悪化などの原因となります。自己管理の重要性にもかかわらず、多くの人の自己調整能力は理想的とは言い難いものです。実際、現代社会を悩ませている個人的な問題や社会的な問題の大半は、自己調整、特に感情や行動の調整がうまくいかないことに起因していると言っても過言ではありません。自己調整能力の欠如は、未熟さやスキルの習得の失敗に起因する場合もあれば、トラウマや自己調整能力の基礎となる神経系の障害に起因する場合もあります[58]。したがって、私たち大多数の人が学ぶべき最も重要なスキルは、感情、態度、行動を自己調整する能力を高める方法であると考えています。自己調整を行うことで、人々は成熟し、日常生活の課題やストレスに再び立ち向かうことができるようになります。そうすれば、生まれながらにして備わっている高次の知恵や、気遣いや思いやりの表現（私たちがより良心的な生活を送るためによく連想する要素）に合わせて、より知的な決断を下すことができるようになります。

　私たちの研究では、ハートマス（HM）の自己調整テクニックを使うことで、新しいベースラインを確立できることを示唆しています。このテクニックは、人々が消耗した感情の状態を、よりポジティブで再生可能な状態、感情、知覚に置き換えるのに役立ちます。

　この新しいベースラインは、後のセクションでまとめますが、知覚、感情、行動を整理する暗黙の記憶の一種と考えることができます[5, 59]。新しいベースラインを確立するプロセスは、持続的かつ永続的な変化を起こすために不可欠な生理学的レベルで行われます。

精神的・感情的な態度と生理的な健康、そして長期的な幸福との間に関連性があることを示す、説得力のある科学的証拠が増えてきています：

●プライマリーケアの医師の診察の60%から80%はストレスに関連していますが、ストレスマネジメントの支援を受けている患者はわずか3%です[60-62]。

●5,716人の中年層を対象とした研究では、自己調整能力が最も高い人は、自己調整スコアが最も低い人に比べて、15年後に慢性疾患を持たずに生きている可能性が50倍以上高くなりました[63]。

●ポジティブな感情は、食料やシェルターがない人でも、より良い健康状態の信頼できる予測因子であり、ネガティブな感情は、食料やシェルター、安全といった基本的なニーズが満たされていても、より悪い健康状態の信頼できる予測因子です[64]。

●心臓発作の生存者1,623人を対象としたハーバード・メディカル・スクールの研究では、被験者が感情的な葛藤の中で怒りを感じた場合、その後の心臓発作のリスクは、冷静であった人の2倍以上であったことが判明しました[65]。

●225件の研究をレビューした結果、ポジティブな感情は、社会性や活動性、利他主義、強靭な身体と免疫システム、効果的な紛争解決スキル、成功と繁栄を促進・育成すると結論づけています[66]。

●高齢の修道女を対象とした研究では、成人期初期に最もポジティブな感情を表現していた人は、平均して10年長生きしたことがわかりました[67]。

●不安感が強いと訴える男性は、穏やかな男性に比べて心臓突然死を起こす可能性が最大で6倍高くなりました[68]。

●健康を害するリスクの高い1,200人を対象とした画期的な研究では、自己調整トレーニングによって不健康な精神的・感情的態度を変えることを学んだ人は、同規模の対照群に比べて13年後に生存している可能性が4倍以上高くなりました[69]。

●ハーバード大学公衆衛生大学院が行った1,700人以上の高齢男性を対象とした20年間の研究によると、社会情勢、健康、個人的な金銭面での心配がすべて冠動脈性心疾患のリスクを有意に増加させることがわかりました[70]。

●心臓病の2分の1以上は、高コレステロール、喫煙、座りっぱなしのライフスタイルなどの標準的な危険因子では説明できないとされています[71]。

●55歳から85歳までの2,829人を対象とした国際的な研究によると、個人的なマスタリー（人生の出来事をコントロールしているという感覚）が最も高いレベルにあると報告した人は、人生の課題に直面して比較的無力だと感じている人に比べて、健康リスクが60%近く低いことがわかりました[72]。

●心臓病を患っている人を対象としたメイヨー・クリニックの研究によると、心理的ストレスは、心臓死、心停止、心臓発作などの将来の心臓イベントの最も強い予測因子でした[73]。

●10年間にわたる3つの研究では、感情的なストレスは、喫煙による死亡よりも、がんや心血管疾患による死亡を予測する効果が高いと結論づけられています。ストレスを効果的に管理できない人は、ストレスを感じていない人に比べて、死亡率が40%高くなりました[74]。

●心臓発作の生存者を対象とした研究では、心筋梗塞後の期間における患者の感情状態と人間関係が、予後を決定する上で病気の重症度と同じくらい重要であることが示されました[75]。

●別の研究では、衝動的に怒りを爆発させる人と、怒りの感情を抑えがちな人では、心臓病の発症リスクが有意に高まることが示されています[76、77]。

■ 認知と感情のシステム統合 ■

　古代ギリシャ時代から、思考と感情、あるいは、知性と感情は別々の機能と考えられてきました。この相反する魂の側面は、しばしば人間の精神を支配するために絶え間ない戦いをしているように描かれてきました。プラトンの考えでは、感情は野性馬のようなもので、知性や意志の力で抑え込まなければなりません。

　神経科学の研究によると、情動と認知は、新皮質と扁桃体や身体などの情動中枢との間の双方向の神経接続を介して通信する、別々だが相互に作用する機能とシステムと考えるのが最善であることが確認されています[78]。これらの神経接続により、情動に関連する入力が皮質の活動を調節する一方で、皮質からの認知入力が情動処理を調節します。しかし、脳内の情動中枢から認知中枢に情報を伝達する神経接続は、認知中枢から情動中枢に情報を伝達する神経接続よりも強く、数も多いのです。この基本的な非対称性により、情動システムからの入力が、注意、知覚、記憶などの認知機能や高次の思考プロセスに強い影響を与えることが説明されています。逆に、認知系からの入力が情動処理に与える影響は比較的限定的であることから、思考だけで意図的に情動を調整することは一般的に困難であることが説明できます。

　認知システムと情動システムの間のこれらの相互関係と相互作用には個人差があり、それが、私たちが情動体験を知覚し、体験し、最終的に記憶する方法や、情動的に困難な状況にどのように反応するかに影響を与えます。情動システムと認知システムの間のアンバランスな相互作用は、気分

障害や不安障害で観察されるような壊滅的な影響をもたらす可能性があります[78]。

　感情は合理的な思考を妨げ、対立するものであるという視点に歴史的な偏りがあり、それはもちろんある場合もありますが、感情には独自の合理性があり、意思決定において重要であることが示されています[79]。例えば、Damasioは、感情と認知システムをつなぐ脳の領域に損傷を受けた患者は、精神的な能力は全く正常であるにもかかわらず、日常生活において効果的に機能することができないと指摘しています[79]。1990年代半ばに「情動知能」という概念が登場し、「人間の知能は本質的に認知的知性である」という視点はあまりにも狭すぎるという説得力のある議論が起こりました。それは、人間の成功を左右する様々な能力を無視しているからです。自己認識、動機づけ、利他主義、思いやりなどの資質、特に衝動を自己制御し、感情を自己表現する能力は、IQの高さと同等かそれ以上に重要であることがわかりました。それらの資質は、IQ以上に、人生の課題に直面したときに人々が優れた能力を発揮することを可能にします[80]。

　私たちの経験では、思考と感情の一致度は大きく異なります。思考と感情が一致しないと、行動が急激に変化し、同じ体の中に2人の人間がいるような感覚に陥ります。また、混乱したり、決断できなかったり、不安になったり、自分の深いところにある価値観と一致しなかったりすることもあります。逆に、思考と感情が同調しているときは、より自己肯定感が高まり、自分の深いところにある価値観と一致し、ストレスの多い状況でも回復力と内面のバランスを高めて対応することができます。

　私たちの研究によると、思考と感情の統

合を成功させる鍵は、感情の自己認識を高めることと、認知と感情の経験を支える神経系の一貫性、つまり調和のとれた機能と相互作用にあるとされています [5, 58, 81]。

詳しくは後述しますが、心臓（cardiac）コヒーレンス、生理学的コヒーレンス、ハート（heart）コヒーレンスという言葉を使い分けて、一定期間における身体の調節システムの振動出力の秩序、安定性、調和の測定を表現しています。

自己調整能力を高め、認知システムと感情システムのバランスをとる方法を理解する上で重要な点は、心臓から皮質下（感情）および皮質（認知）の構造へのニューロンの入力を含めることです。情報は、現在の感情状態を反映した心臓のリズム（HRV）パターンで伝えられます。脳への求心性神経入力のパターン（コヒーレンスとインコヒーレンス）は、情動体験に影響を与え、皮質機能と自己調節能力を調節します。私たちは、ポジティブな感情を意図的に活性化することが、心臓（cardiac）のコヒーレンスを高め、その結果、自己調整能力を向上させる上で重要な役割を果たすことを発見しました[5]。これらの知見は、ポジティブな感情状態が身体的、心理・思考的、感情的な健康に役立つことを示す多くの研究を発展させたものです [44-49]。

感情は認知活動に非常に強い影響を与えるため、感情レベルで介入することが、心理・思考的パターンやプロセスに変化をもたらす最も効率的な方法であることが多いのです。私たちの研究では、感情の自己調整テクニックを応用し、バイオフィードバック技術（emWave®、Inner Balance™）を使用することで、人々がハート、思考、感情をより一致させることができることを実証しています。より高い整合性は、意思決定、創造性、聞き取り能力、反応時間、協調性、心理・思考的明晰さの向上と関連しています [81]。

第3章

心拍変動：自己調節能力、自律神経機能、健康の指標となるもの

自律神経系（ANS）（図1.1）は、心拍数、胃腸管、多くの腺の分泌物など、体の内部機能を制御する神経系の一部です。ANSは、呼吸など他の多くの生命活動も制御しており、免疫系やホルモン系の機能と相互作用しています。心理・思考的状態や感情状態がANSの活動に直接影響することはよく知られています。

自律神経系は、遠心性（下行性）ニューロンと求心性（上行性）副交感神経である迷走神経ニューロンの両方が適応反応を制御する複雑なシステムであると考える必要があります。ANS、特に迷走神経の進化は、情動経験、情動プロセスの自己制御能力、社会的行動の発達の中心であり、社会的関与システムの基盤となっていることを示唆する十分な証拠があります。人間は、闘争・逃走・凍結のいずれかの反応に限定されるものではありません。私たちは、困難や意見の相違、ストレス要因に遭遇しても、自己調整を行い、社会的行動を開始することができます。社会的関与システムの健全な機能は、迷走神経のブレーキとしての機能に依存しています。迷走神経は、心臓や副腎などへの交感神経の流出を抑制することで、自分自身をコントロールし、落ち着かせる機能を持っています。このことから、迷走神経の活動を測定することで、自己調整能力の指標とすることができると考えられます。また、このことは、ANSの進化と健全な機能が、感情表現の幅、コミュニケーションの質、および感情と行動を自己

調整能力を決定することを示唆しています[82]。

HMIの多くの研究では、心臓と脳の相互作用と自律神経系のダイナミクスを反映する心拍変動／心拍リズムの分析を用いて、感情がANSに与える影響を調べています[5、83]。

心臓の複雑なリズム（心拍変動：HRV）の研究は、1960年代と1970年代に近代的な信号処理が登場してから始まり、最近では急速に拡大しています[84]。心拍の不規則な動きは、心拍数を1拍ごとに調べればすぐにわかりますが、時間的な平均値を計算すると見落とされます。このような心拍数の変動は、多数の異なる生理学的システム間の複雑で非線形な相互作用から生じます（図3.1）。

生体内で最適なレベルのHRVは、健全な機能と固有の自己調節能力、適応性、回復力を反映しています[5、58、59、85-88]。不整脈や神経系の混乱などの不安定さが多すぎると、効率的な生理機能とエネルギー利用に悪影響を及ぼしますが、変動が少なすぎると、加齢によるシステムの枯渇、慢性的

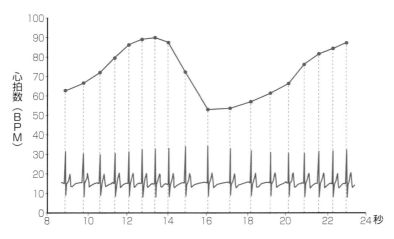

図 3.1　心拍変動とは、通常発生する心拍数の拍動ごとの変化を示す指標です。下部に心電図（ECG）を示し、瞬間的な心拍数を青線で示しています。0秒から約13秒までの各心拍の間の時間（青線）が徐々に短くなり、心拍数が加速し、13秒あたりから減速し始めます。この心拍数の加速と減速のパターンが、心臓のリズムの基本となります。

なストレス、病理、または様々なレベルの自己調節制御システムの機能が不十分であることを示します [84, 89, 90]。

　生理的制御システムの機能状態を示す指標としての HRV の重要性は、1965 年に、心拍数に変化が生じる前に胎児の苦痛が HRV の低下によって先行することが明らかになったときに報告されました [91]。1970 年代には、HRV の低下が、糖尿病患者の自律神経障害を症状の発現前に予測されることが示されました [92-94]。また、HRV の低下は、他の既知のリスク要因よりも心筋梗塞後死亡の高いリスク要因であることが明らかになりました [95]。HRV は加齢とともに低下することが明らかになっており、リスク予測の観点からは年齢調整後の値を使用する必要があります [96]。年齢調整後の HRV が低いことは、健常者および既知の冠動脈疾患患者の両方において、将来の健康問題の強力かつ独立したリスク因子であることが確認されており、全原因死亡率と相関しています [97, 98]。

　HRV の低下は、調節能力や、運動などの生理的課題への適応／対応能力の低下を反映しているため、疾患や死亡率と相関関係があると考えられます。たとえば、

Chicago Health Agingand Social Relations Study（シカゴ健康・加齢・社会関係研究）では、229 人の参加者を対象に、自律神経のバランスと心臓全体の自律神経調節を評価するための別の測定基準が開発され、検証されました。この研究では、全体的な調節能力は健康状態全体の有意な予測因子でありましたが、自律神経バランスは予測因子ではありませんでした。さらに、心臓調節能力は、心筋梗塞の既往率と負の関係にありました。著者らは、心臓調節能力は、交感神経や副交感神経の独立したコントロールや、HRV の異なる測定値で指標化される自律神経バランスよりも、健康に関連する生理学的状態を反映していることを示唆しています [99]。

　また、心拍変動は、心理的回復力や行動の柔軟性を示し、個人の自己調整能力や、変化する社会的・環境的要求に効果的に適応する能力を反映しています [99, 100]。迷走神経と関連した HRV と、自己調整能力 [87, 88, 101]、情動制御 [102, 103]、社会的相互作用 [86, 104]、首尾一貫性 [105]、自己主導性 [106] や対処スタイルなどのパーソナリティ特性とを具体的に関連付ける研究が増えています [107]。

最近では、安静時の HRV レベルの高さと、実行機能を必要とする認知パフォーマンスタスクのパフォーマンスとの間に関連性があることがいくつかの研究で示されています[89]。HRV コヒーレンス（後述）を向上させることで、認知機能[5、108-110]が改善されるだけでなく、医療費の削減をはじめとするさまざまな臨床的成果が得られます[59、111-116]。

■ 自己制御：皮質系 ■

臨床的、生理学的、解剖学的な研究から、心臓の調節に関与する皮質、皮質下、延髄の構造が明らかにされています。

Oppenheimer と Hopkins は、大脳皮質、扁桃体、その他の皮質下構造の間にある心臓制御構造の詳細な階層をマッピングしましたが、これらの構造はすべて、神経軸の下層にある心臓血管関連のニューロンを修正することができます（図 3.2）[117]。

扁桃体は、現在の状況の感情的側面に適した心血管反応を生み出すために、高次中枢における感情的内容の洗練された統合に関与していることが示唆されています。また、島皮質や眼窩前頭皮質、帯状回などの中枢は、感情的に凝り固まった反応を抑制したり増強したりすることで、その反応を克服する（自己制御する）ことができます。島皮質、扁桃体、視床下部の神経細胞のバ

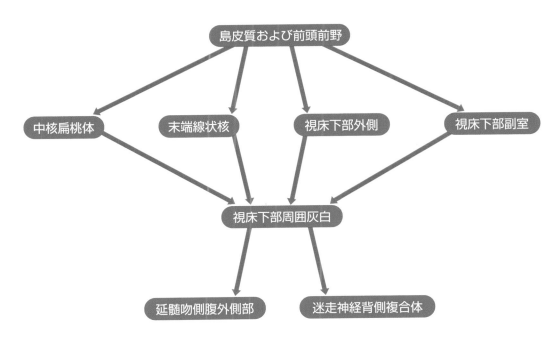

図 3.2 Oppenheimer と Hopkins によって概説された、島皮質および前頭前野から皮質下の構造および延髄への主要な下降神経経路の関係を示す模式図[117]。島皮質および前頭前野は、特に感情的になっているときに、心臓のリズムを調節するのに関わる重要な部位です。これらの構造は、眼窩前頭皮質や帯状回などの他の中枢とともに、感情的な反応を抑制または増強することができます。扁桃体は、現在の状況の感情的側面に適した心血管反応を生み出すために、高次中枢の感情的内容の洗練された統合に関与しています。島皮質、扁桃体、視床下部のニューロン間の不均衡は、心調律の乱れや不整脈を引き起こす可能性があります。延髄の構造は、心臓、肺、およびその他の身体システムからの求心性情報と、送出される求心性ニューロン活動との間のインターフェースを表しています[117]。

ランスが崩れると、心調律の乱れや不整脈が引き起こされる可能性があると指摘しています。これらのデータは、島皮質と内側前頭葉皮質が、特に感情的になっているときに、心臓のリズムを調整するのに重要な部位であることを示唆しています。

　ThayerとLaneは、OppenheimerとHopkinsが概説したのと同じ一連の神経構造である中枢自律神経ネットワーク（CAN）を説明しています。CANは、認知、感情、自律神経の調節に関与しており、HRVと認知能力に直接関連しています。彼らのモデルでは、CANは、延髄の孤束核と、島皮質、前頭前野、扁桃体、視床下部とを、一連のフィードバックおよびフィードフォワードループを通じて結びつけています。また、このネットワークは、脳が心臓をはじめとする内臓、神経内分泌、行動を制御することで、目標に向かって行動し、適応し、健康を維持するために重要な、体内の自己調整を行う統合システムであると提案しています。彼らは、副交感神経（迷走神経）を介したHRVが高次の実行機能と関連しており、ワーキングメモリや感情的・生理的な自己調整を支える脳構造の機能的能力を反映しているのは、このような動的なつながりによるものだと考えています。研究チームは、迷走神経を介したHRVのレベルが高いほど、前頭前野のパフォーマンスや、不要な記憶や侵入してきた思考を抑制する能力と相関していることを明らかにしました。前頭前野は、自分が脅かされていると感じたときにオフラインになることがあり、前頭前野の不活性化が長期化すると、過敏になったり、防衛的になったり、社会的に孤立したりします。このように前頭葉皮質の活性化が低下すると、心拍数（HR）が増加し、HRVが低下

します[89]。

- ●思考や微妙な感情さえも自律神経系の活動に影響を与えます。
- ●ANS は、消化器系、循環器系、免疫系、ホルモン系、その他多くの身体系と相互作用しています。
- ●ネガティブな感情や感覚は、脳の調節システムと ANS に障害をもたらします。
- ●感謝の気持ちなどの感情を持つことで、脳の制御システムと ANS の秩序が高まり、ホルモン系や免疫系の機能が向上し、認知機能が向上します。

　延髄にある孤束核は、心臓、肺、顔などにある固有感覚器（体位）、化学受容器（血液化学）、圧受容器とも呼ばれる機械受容器（圧力や歪み）からの求心性の感覚情報を統合します。孤束核は迷走神経の背側運動核と疑核につながっています。心臓神経学の研究によると、心臓を支配する下行性迷走神経線維は主にA線維であり、これは主に疑核にある神経細胞から発生した最も大きくて速い伝導軸索です。疑核は、上述の皮質および皮質下のシステムからの情報を受けとり、統合します。このように迷走神経調節中枢は、末梢の感覚（求心性）入力と高次の脳中枢の入力に反応して神経細胞の活動を調節し、その結果、迷走神経を介して心臓の拍動が変化します。

　迷走神経（第10脳神経とも呼ばれる）の遠心性活動が増加すると、心拍が遅くなり、気管支の緊張が高まります。迷走神経は、副交感神経系の主要な神経であり、固有の心臓神経系を支配しています。迷走神経は、内在性心臓神経系の運動ニューロンにシナプス結合し、これらのニューロンはSA結節（および心臓内の他の組織）に直

接投射し、そこでアセチルコリンの放出を誘発してHRを低下させます[11]。しかし、遠心性の迷走神経前部ニューロンの大部分（約80％）は、内在性心臓神経系のニューロンに結合し、そこで運動情報が心臓の機械感覚および化学感覚ニューロンからの入力と統合されます[119]。このように、（下行性）遠心性の交感神経と副交感神経の活動は、心臓内の機械感覚ニューロンや化学感覚ニューロンからの入力信号を含む心臓の内在性神経系で起こる活動と統合され、これらすべてが最終的に心機能の変化に寄与します[17]。

　要約すると、心肺制御システムは複雑で、多くの入力からの情報が生体システムの複数のレベルで統合されており、これらすべてがHR（心拍）とBP（血圧）の正常な拍動間変動を生成するために重要です。延髄は、心臓、肺、顔面からの求心性情報と、皮質および皮質下の構造からの入力を統合する主要な構造体であり、交感神経および副交感神経の活動パターンの呼吸調節の源となっています。内在性心臓神経系は、機械感受性および化学感受性ニューロンの入力と、脳からの交感神経および副交感神経の両方の入力情報を統合し、完全なシステムとして、HRV、血管収縮および心臓収縮力に影響を与え、HRおよび血圧を調整します[120]。

■ HRVと分析方法 ■

　心拍数が正常に変動するのは、ANSの2つの枝で起こる下行性（遠心性）と上行性（求心性）の活動によるものです。この2つの枝は、機械的、ホルモン的、その他の生理的メカニズムと協調して働き、血管パラメータを最適な範囲に維持し、変化す

る外部および内部の条件や課題に適切に対応できるようにしています（図1.3）。

　安静時には、交感神経と副交感神経の両方が活発に働いていますが、迷走神経の作用が優位に働いています。したがって、心拍数は交感神経と副交感神経の相対的なバランスを最もよく反映しています。自律神経のバランスを考えるとき、健康なシステムは常にダイナミックに変化していることを念頭に置く必要があります。したがって、調節系の健全な状態の重要な指標は、心拍数に反映される相対的な自律神経系のバランスに反応して、その人が行っていることに応じて適切な状態に調整する能力があるかどうかです。言い換えれば、心拍数はダイナミックに反応し、日中や困難な作業をしているときに高くなり、安静時や睡眠時には低くなるということです。生理学的な自己調節システムが現在の文脈や状況に適応できないことは、多くの臨床症状と関連しています[121]。また、24時間の心拍数における明確で変化した概日パターンは、さまざまな特定の精神疾患、特に睡眠中の精神疾患と関連しています[122, 123]。

　任意の時点で推定される心拍数は、心拍数を遅くする副交感神経（迷走神経）と心拍数を速くする交感神経の神経出力の正味の効果を表しています。ペースメーカー移植後、ANSから心臓への接続がない除神経されたヒトの心臓では、ペースメーカーによって生成される固有振動数は約100BPMです[124]。通常の日常活動時や安静時、睡眠時にHRがこの固有振動数以下の場合、副交感神経の活動が優位になります。HRが約100BPM以上になると、相対的なバランスが変化し、交感神経活動が優位になります。健康な人の24時間の平均HRは約73BPMです。HRが高くなると、

さまざまな条件で死亡率の独立したリスク因子となります[121]。

　ここで重要なのは、HR と HRV の量としての最適な関係です。HR が高くなると、変動が発生するための心拍間の時間が短くなるため、HRV は減少します。一方、HR が低くなると、心拍間の時間が長くなるため、変動は自然に大きくなります。これは周期長依存性と呼ばれるもので、健康な高齢者では、非常に高齢になっても程度の差こそあれ持続しています。しかし、虚血性心疾患などの病的状態にある高齢者では、HR が低下するにつれて変動幅がますます小さくなり、最終的には HR と変動幅の関係が失われ、HR が低下しても変動幅はまったく増加しなくなります[125]。健康な被験者であっても、HRV を評価する際には周期長依存性の影響を考慮する必要があり、HR 値は常に報告する必要があります。

　交感神経活動の増加は、SA 結節によって生成される内因性レベルよりも HR を増加させる主な要因です。ANS の交感神経の活性化は、内分泌系の活性化と相まって、エネルギー資源の動員を増加させることにより、課題、ストレス要因、脅威に対応する能力を促進します。

　交感神経刺激の開始後、刺激が HR の漸進的な増加を引き起こすまでに最大 5 秒の遅延があり、刺激が継続している場合は 20 〜 30 秒で安定したレベルに達します[120]。交感神経刺激に対する反応が比較的遅いことは、ほぼ瞬時に起こる迷走神経刺激とは対照的です。しかし、交感神経刺激の HR への影響は長続きし、短時間の刺激でも 5 〜 10 秒間は HR に影響を与えます。遠心性の交感神経（下行性）は、固有の心臓神経系（心筋）の大部分を経由して SA 結節に到達します。これらの運動ニューロンからの活動電位により、ノルエピネフリンやエピネフリンが放出され、HR が上昇し、心房や心室の収縮力が強化されます。

　HRV の評価にはさまざまな分析手法が用いられますが、最も一般的に用いられているのは、周波数領域（パワースペクトル

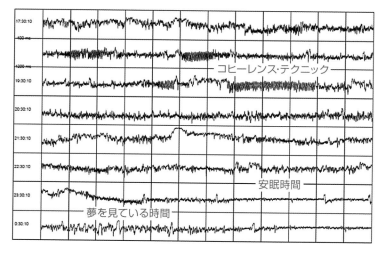

図 3.3　心拍数タコグラムの例。36 歳の男性の外来記録で、8 時間にわたる心拍の時間間隔のシーケンスをプロットしたもの。それぞれのトレースは 1 時間の長さで、図の左側にその時間の開始時刻が表示されています。各縦線間の時間は 5 分。1 時間ごとのトレース内の縦軸は、400 〜 1,200 ミリ秒の範囲の心拍間の時間です（ラベルは 2 段目に表示）。この男性がハートマスのハートロックイン ® テクニックを実践した 19:30 からの 1 時間の後半に、15 分間の HRV コヒーレンスが見られます。23:30 からの後半は、典型的な安眠時間です。

密度）分析と時間領域分析です。どちらの方法でも、まず、連続する正常な QRS 複合体の間の時間間隔を分析します。洞結節で発生していない異常な拍動はすべて記録から除外します。自律神経活動、血圧、呼吸器、および高次の制御システムの相互作用により、HRV 測定値には短期的および長期的なリズムが生じます [5, 126, 127]。これらの変化を観察するための最も一般的な方法は、心拍間隔のシーケンスをプロットした心拍数タコグラムです（図 3.3）。

　複雑な HRV 波形を構成するリズムに分離するには、パワースペクトル解析を使用します（図 3.4）。スペクトル分析では、パワーの分布（特定のリズムの分散と振幅）が周波数（特定のリズムの周期）の関数としてどのように変化するかについての情報が得られます。スペクトル分析が時間領域の測定に比べて優れている点は、HRV 波形に存在する特定のリズムに関する周波数と振幅の両方の情報を提供し、任意の期間におけるこれらの振動を定量化する手段を提供することです。この値は、スペクトルの所定の帯域における曲線（ピーク）の下

の面積であるパワースペクトル密度で表されます。任意の周波数におけるピークのパワーまたは高さは、リズムの振幅と安定性を示します。周波数は、リズムが発生する期間を反映しています。例えば、0.1 ヘルツの周波数は、10 秒の周期を持っています。心拍数に反映されている様々な生理学的メカニズムをパワースペクトル解析でどのように識別するかを理解するためには、基礎となる生理学的メカニズムについて簡単に説明する必要があります。

　パワースペクトルは、主に３つの周波数範囲に分けられます。

■高周波帯

　高周波（HF）スペクトルとは、0.15 〜 0.4 ヘルツの範囲のパワーのことで、これは 2.5 〜 7 秒の周期を持つリズムに相当します。この帯域は副交感神経や迷走神経の活動を反映しており、呼吸性洞性不整脈として知られる呼吸周期に関連した HR の変動に対応していることから、しばしば呼吸性帯域と呼ばれます。HR の変動と呼吸を結びつけるメカニズムは複雑で、中枢と反射の両

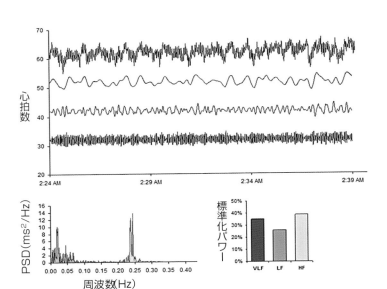

図 3.4　この図は、健康な人の安静時における 15 分間の典型的な HRV 記録を示しています。上の図は、元の HRV 波形を示しています。下部のトレースに示すように、フィルタリング技術を用いて、元の波形を VLF、LF、HF の各帯域に分離しています。図の下部には、各バンドのパワースペクトル（左）とパワーの割合（右）が示されています。

方の相互作用が関与しています[118]。吸気時には、心肺中枢が迷走神経の活動を抑制し、その結果、HRが速くなります。逆に、呼気時には迷走神経の活動が回復し、その結果、HRが遅くなります[128]。振動の大きさはさまざまですが、健康な人では、ゆっくりとした深呼吸によって増加することができます。

　副交感神経（HF）活動の低下は、前述したように、多くの心疾患で認められています。心理的な調節という点では、迷走神経を介したHRVの低下は、自己調節能力の低下や、前頭前野の実行センターが関与する認知機能の低下と関連しています。これは、HFパワーの低下が、ストレス、パニック、不安／心配と関連するという知見と一致します。加齢に伴うHRVの低下は、交感神経の機能低下よりも副交感神経の活動低下の方が高い割合を占めているようです[96]。

■低周波帯

　低周波（LF）帯域の範囲は0.04〜0.15ヘルツで、これは7〜25秒の周期で発生するリズムや変調に相当します。前述のように、迷走神経は、圧反射信号を含む心臓からの求心性神経信号を脳に伝える主要な経路です。圧受容器は、心室、大静脈、頸動脈洞（最も感度の高い圧受容器を含む）、大動脈弓にある伸張に敏感な機械受容器です。圧反射ゲインは一般的に、単位BPの変化あたりのHRのビート間の変化として計算されます。圧反射ゲインの低下は、加齢と調節能力の低下に関連しています。

　圧反射系のフィードバックループの遅延によって引き起こされる心血管系の共振周波数の存在は、古くから知られています。心血管系がこの周波数で振動すると、

HRVのパワースペクトルの0.1ヘルツ付近に特徴的な高振幅のピークが現れます。ほとんどの数学モデルでは、人間の心血管システムの共振周波数は、心臓と脳の間のフィードバックループによって決定されることが示されています[130, 131]。人間をはじめとする多くの哺乳類では、システムの共振周波数は約0.1ヘルツであり、これは10秒間のリズムに相当し、前述のコヒーレント状態の特徴でもあります。

　交感神経系は0.1ヘルツ以上のリズムにはあまり影響を与えないようですが、副交感神経系は0.05ヘルツ（20秒リズム）までの心拍数に影響を与えることが観察されます。したがって、呼吸数が少ないときには、迷走神経活動は心拍数に容易に振動を発生させ、それがLF帯にまで及ぶことになります[111, 132, 133]。つまり、呼吸数が8.5回／分／7秒以下のときや、個人がため息をついたり深呼吸をしたりするときには、呼吸に関連した迷走神経の影響がLF帯に特に大きく現れることになるのです[133, 134]。

　外来での24時間のHRV記録では、LF帯域は交感神経活動を反映していると考えられており、LF/HF比は交感神経活動と副交感神経活動のバランスを評価するために使用されてきました[135-137]。多くの研究者がこの見解に異議を唱え、安静時にはLF帯域は圧反射活動を反映しており、心臓の交感神経支配を反映していないと説得力のある主張をしています[40, 71, 96, 105-107]。

　LF帯域が交感神経活動を反映するという視点は、24時間の外来記録の観察から来ています。この記録では、主に身体活動に起因する交感神経活動が頻繁に見られますが、感情的な反応もあり、これがVLF帯域からLF帯域の下部領域にクロスオー

バーする心拍数の振動を引き起こす可能性があります。長時間の外来記録では、交感神経活動が増加した場合、LF 帯域は交感神経活動にかなり近似しています[138]。残念ながら、一部の著者はこの解釈が短時間の安静時の記録にも当てはまると仮定し、LF パワーの遅い呼吸関連の増加を交感神経活動と結びつけていますが、実際にはほとんど完全に迷走神経が介在しているのです。

■超低周波帯

　超低周波帯域（VLF）は、HRV パワースペクトルの 0.0033 ～ 0.04 ヘルツの範囲にあるパワーで、25 ～ 300 秒の周期で発生するリズムまたは変調に相当します。低 HRV を反映する 24 時間の臨床指標はすべて、有害な転帰のリスクの増加と関連していますが、VLF 帯は LF 帯や HF 帯よりも全死亡率との関連性が高いとされています[98, 139-141]。VLF 帯の低出力は、不整脈死[142] や PTSD と関連することが示されています[143]。さらに、この帯域の低出力は、多くの研究で高炎症[144, 145] と関連しており、低レベルのテストステロンと相関していますが、HPA 軸によって媒介されるような他の生化学的マーカー（例：コルチゾール）はそうではありません[146]。VLF および ULF の変動を包括的に評価するためには、24 時間の HRV 記録を用いて、より長時間の解析が必要です[147]。

　これまで、VLF 成分の発生に関わる生理学的な説明やメカニズムは、LF 成分や HF 成分ほど明確にされていませんでした。この領域は、有害事象を最も予測するものであるにもかかわらず、ほとんど無視されてきました。この帯域には、体温調節、レニン・アンジオテンシン系、その他のホルモン因子に関連した長期的な調節機構と ANS の活動が寄与しているようです[148, 149]。J.AndrewArmour 博士による最近の研究では、VLF リズムの基礎となるメカニズムに新たな光が当てられ、このバンドのメカニズムと重要性の両方を再考しなければならないことを示唆しています。

　この研究は、犬の自家移植心臓の HRV を調べた研究で、驚くべき結果が得られたことから始まりました。自家移植では、心臓を摘出して同じ動物に戻すので、免疫抑制剤は必要ありません。この研究の主な目的は、移植後に自律神経が心臓を再支配しているかどうかを調べることでした。自家移植した心臓を持つすべての犬と対照犬を対象に、毎月 24 時間の HRV 記録を 1 年間にわたって行いました。その結果、神経は再支配されていましたが、その影響は HRV に正確に反映されていないことがわかりました。内在する心臓神経系には神経可塑性があり、その神経接続を再構築することが示されました。本当に驚くべき結果は、これらの除神経された心臓が、移植直後のコントロール犬よりも高いレベルの HRV を示し、これらのレベルは、一般的に呼吸に関連する HRV を含めて、1 年間にわたって維持されたことです（図 3.5）[150]。これは予想外のことでしたが、なぜなら、ヒトの移植患者には HRV がほとんどないからです[151]。

　この結果を受けて、Armour らは、拍動している心臓と、それと同じように外部の心臓ニューロンから長期の単一ニューロン記録を得る方法を開発しました。その結果、VLF リズムは心臓の求心性感覚ニューロンの刺激によって生成され、それが心臓の内在性心臓神経系のさまざまなレベルのフィードバックおよびフィード・フォワー

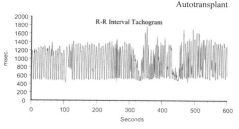

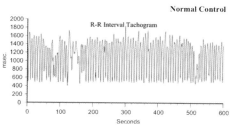

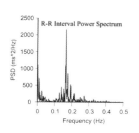

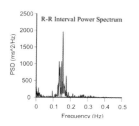

図 3.5　移植された心臓が生み出す心拍数
左上は心臓自家移植を受けた犬の心拍タコグラム、右上はHRVパワースペクトルのグラフ。比較のため、下のグラフは正常な犬の心拍タコグラムとHRVパワースペクトルです。両者はよく似ています。

ド・ループを活性化するとともに、心臓と外在性心臓神経節および脊柱のニューロンとの間にも作用することが示唆されたのです[152, 153]。このように、VLFリズムは心臓自身によって生成されるようであり、健康と幸福の基本であるような内在的なリズムです。Armourは、動物の研究対象において、神経レベルでのVLFリズムの振幅が減少した場合、その動物は危険な状態にあり、研究手順を進めるとまもなく死に至ることを観察しました。また、VLFリズムの心臓起源は、交感神経遮断がVLFパワーに影響を与えず、心臓と肺の交感神経支配が破壊された四肢麻痺患者でもVLF活動が残っていることを示す研究によっても裏付けられています[154]。

概日リズム、体温、代謝、ホルモン、心臓から発生する固有のリズムのすべてが、0.04ヘルツ以下の低周波リズム（例えば、超低周波リズムや超超低周波リズム）に寄与しています。健康な人では、夜間にVLFパワーが増加し、起床前にピークを迎えます[155, 156]。この自律神経活動の増加は、朝のコルチゾールのピークと相関し

ているようです。

要約すると、VLFリズムは心臓によって内在的に生成され、これらの振動の振幅と周波数は、交感神経活動によって調節されることを実験的に示しています。VLFパワーが正常であれば、健全な機能を示していると考えられ、安静時のVLFパワーの増加や周波数の変化は、交感神経活動を反映していると考えられます。身体活動[157]、ストレス反応、および交感神経の活性化を増加させるその他の要因によって、このリズムの周波数が変調されると、外来モニタリング中、または重大な感情的ストレス要因がある場合の短期的な記録中に、LF帯の低い領域にクロスオーバーすることがあります[5]。

■ HRVの時間領域測定 ■

時間領域の指標は、拍動間間隔（IBI）の変動量を統計的な尺度を用いて定量化したものです。時間領域の指標は、最も簡単に計算することができます。時間領域指標は、自律神経系の力学を適切に定量化した

り、さまざまな生理学的制御システムによって生じるリズミカルな活動や振動を決定する手段とはなりません。しかし、時間領域測定は常に同じ方法で計算されるため、異なる研究者が収集したデータを比較することができますが、それは記録がまったく同じ時間であり、データが同じ条件で収集された場合に限られます。最も重要で一般的に報告されている時間領域の指標は、SDNN、SDNN 指数、RMSSD の 3 つです。

■ SDNN

SDNN は、正常から正常（NN）の洞調律による拍動間間隔の標準偏差をミリ秒単位で表したものです。この指標は、HRV に寄与するすべての要因の浮き沈みを反映しています。24 時間の記録では、SDNN は ULF およびトータルパワーと高い相関関係があります[96]。短期的な安静時の記録では、特にゆっくりとした深い呼吸のプロトコルでは、副交感神経を介した変動が主な原因となります。しかし、外来および長期の記録では、SDNN 値は低周波のリズムと高い相関があります[83]。したがって、年齢調整値が低いと、罹患率や死亡率が予測されます。例えば、中程度の SDNN 値（50 〜 100 ミリ秒）を持つ患者は、24 時間記録で低い値（0 〜 50 ミリ秒）を持つ患者に比べて、病的死亡のリスクが 400％低くなります[158, 159]。

■ SDNN 指数

SDNN 指数は、各 5 分間の NN 間隔の標準偏差の平均値です。したがって、この測定値は、5 分間の HRV に影響を与える要因による変動を推定するに過ぎません。24 時間の HRV 記録の場合は、まず 24 時間の記録を 288 個の 5 分間のセグメントに分割し、各セグメントに含まれるすべての NN 間隔の標準偏差を計算します。SDNN 指数は、この 288 個の値の平均値です[90]。SDNN 指数は、HRV に対する自律神経の影響を主に測定していると考えられています。この指標は、24 時間にわたる VLF パワーと相関する傾向があります[83]。

■ RMSSD

RMSSD は、正常な心拍の連続した時間差の 2 乗平均平方根です。この値は、まず心拍間の連続した時間差をミリ秒単位で計算して得られます。次に、それぞれの値を 2 乗し、その結果を平均化してから、合計値の平方根を求めます。RMSSD は心拍数の拍動間変動を反映しており、HRV に反映される迷走神経介在性の変化を推定するために使用される主要な時間領域測定値です[90]。RMSSD は HF パワーと相関しているため、前述のように自己調節能力も反映しています[83]。

■ HRV アセスメントサービス

ハートマス・リサーチ・センターが開発した自律神経アセスメント・レポート（AAR）は、自律神経系の異常やバランスの乱れを検出し、症状が出る前に様々な病気になるリスクが高い人を予測する診断ツールです。ハートマス・リサーチ・センターでは、この分析サービスをアメリカ国内および海外の医師や医療機関に提供しています。

自律神経評価レポートは、自律神経機能を定量化するための強力なツールです。AAR は、医療従事者や研究者に、自律神経機能を定量化し、相対的なバランスやリ

スクの層別化、自律神経機能に対する介入の効果を評価する非侵襲的な検査を提供します。AARは、通常、安価で軽量、快適な装着感のある「HRV」レコーダーで得られる24時間の外来ECG記録から得られます。AARは、交感神経と副交感神経が心臓をコントロールする際の相互作用を知ることができる心拍変動の分析に基づいています。このレポートには、時間領域、周波数領域、概日リズムの分析が含まれており、これらを組み合わせることで、自律神経の活動、相対的なバランス、およびリズムの包括的な分析を行うことができます。時間領域では、24時間の記録中の平均的な正常 - 正常（NN）間隔と、NN間隔間の分散の統計的な測定値が含まれています。パワースペクトル密度分析は、パワーが周波数の関数としてどのように分布しているかを評価するために使用されます。これにより、24時間の任意の時点における自律神経のバランスを定量化し、自律神経系の2つの枝における活動の概日リズムを図示することができます。HMIは、健康な人たちの広範なHRVデータベースを構築・維持しており、これが診断およびリスク評価ツールとしてのAARの価値を大きく高めています。さらに、各時間領域および周波数領域のHRV値について、年齢および性別の基準値が提供されています。

HRVは、自律神経機能のモニタリングや、さまざまな臨床症状におけるANSの関与を評価するのに役立ちます。重要なのは、HRVが低いと、心臓病、心臓突然死、および全死亡のリスクが高まることが予測されることです。

自律神経機能の不均衡が関連しています：

- うつ病
- 低血糖症
- パニック障害
- 睡眠障害
- 喘息
- 疲労
- めまい
- 吐き気
- 過敏性腸症候群
- 線維筋痛症
- 高血圧症
- 化学物質過敏症
- 月経前症候群
- 不安
- 片頭痛
- 不整脈

自律神経の不均衡は、うつ病、疲労、月経前症候群、高血圧、糖尿病、虚血性心疾患、冠状動脈性心疾患、環境過敏症など、さまざまな病態に関与していると言われています。ストレスや感情の状態は、自律神経機能に大きな影響を与えることがわかっています。精神的・感情的なストレスをコントロールし、自律神経の働きを向上させる自己調整技術は、自律神経の不均衡が関与するさまざまな疾患に大きな影響を与えます。AAR分析は、ハートマスの介入によって症状や心理的な幸福感が大幅に改善した多くの患者の健康な自律神経機能を回復させる効果を定量的に示すのに非常に有用です。

HMIから発売されている「自律神経評価報告書 解釈ガイドおよび説明書」は、報告書で使用されているHRV測定値の理解しやすい説明と、臨床応用での解釈方法を臨床家に提供しています。この冊子には、いくつかのケースヒストリーと臨床例が掲載されています。

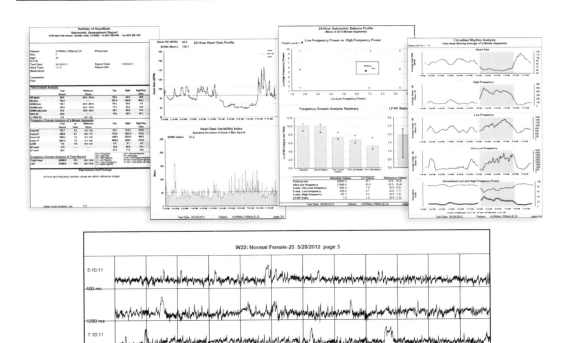

図 3.6　ハートマス自律神経評価レポートのサンプルページ。左上から右に表示されているのは以下の通りです。(1)標準的な基準範囲のサマリーページ。(2) 24 時間心拍プロファイルと心拍変動指数のプロット。（3）自律神経バランスプロファイルと周波数領域分析の要約。（4）概日リズム分析のページと下部のグラフ。（5）24 時間全体の HRV を示す３つの心拍数タコグラムページのうち１ページ。

第4章

コヒーレンス

> ## コヒーレンスの定義
>
> **明晰な思考、話し方、感情の落ち着き**
>   秩序があり、一貫性があり、明瞭である質（例：首尾一貫した文章）。
>
> **複数の波形間の同期または同調**
>   位相または周波数がロックされた２つ以上の波によって生成される構成的な波形。
>
> **特異な振動波形内の秩序**
>   単一波形内の電力量の秩序あるまたは建設的な分布；
>   自己コヒーレンス（正弦波など）。

　現代の科学者の多くは、私たちが経験する感情や情動の質と安定性を決定するのは、私たちの生理学的プロセスの基礎的な状態であると考えています。私たちがポジティブと呼ぶ感情は、実際には首尾一貫した身体の状態を反映しており、それは「生命プロセスの制御がうまくいっている、あるいは最適で、自由に流れていて楽である」ことを意味しています[160]。しかし、これらの連想は単なる比喩ではないことに注意する必要があります。脳や神経系が正常に機能するためには、情報をコード化して伝達する神経活動が安定しており、協調してバランスよく機能している必要があります。また、情報がスムーズに処理され、認識されるためには、脳内のさまざまな中枢がダイナミックに活動を同期させることができなければなりません。このように、最適な機能を理解するためには、「コヒーレンス」という概念が非常に重要です。

　コヒーレンスという言葉に包含されるさまざまな概念や測定は、量子物理学、宇宙論、生理学、脳や意識の研究など、さまざまな分野で中心的なものとなっています[59]。コヒーレンスにはいくつかの関連す

る定義があり、それらはすべて人間の生理学、社会的相互作用、世界情勢の研究に適用可能です。最も一般的な辞書の定義は、首尾一貫した文章のように、論理的に統合されていて、一貫性があり、理解しやすい

という性質です[159]。コヒーレンスは、常に相関関係、連結性、一貫性、効率的なエネルギー利用を意味します。このように、コヒーレンスは全体性とグローバルな秩序を意味し、全体は個々の部分の合計よりも大きいのです。

　物理学では、コヒーレンスは、異なる振動系の結合や同期の度合いを表す言葉としても用いられます。2つ以上の振動系が同じ基本周波数で動作している場合、レーザーの光子の間で起こるように、位相または周波数が同期することがあります[160]。このようなタイプのコヒーレンスはクロスコヒーレンスと呼ばれ、多くの科学者がこ

の言葉を使うときに思い浮かべるコヒーレンスのタイプです。生理学的には、呼吸や心臓のリズムなど、2つ以上の体の振動系が同調して同じ周波数で動作することをクロスコヒーレンスといいます。

　コヒーレンスのもう一つの側面は、一つの振動系が生み出すダイナミックなリズムに関するものです。オートコヒーレンスとは、一つのシステムの中での一貫した活動を表す言葉です。理想的な例は、正弦波のような振動を示すシステムで、周波数、振幅、形状が安定しているほど、コヒーレンスの度合いは高くなります。他のシステムと結合しているシステムのコヒーレンスが

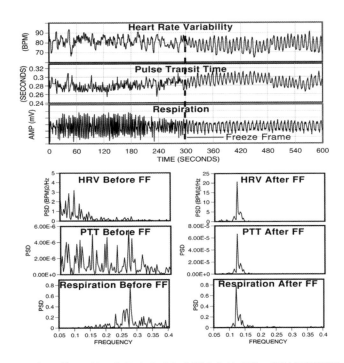

図 4.1　上のグラフは、ある人の 10 分間の心拍変動、脈拍通過時間、呼吸パターンを示しています。300 秒のところで、ハートマスのフリーズフレームテクニックを行うと、3 つのシステムが同調し、パターンがばらばらではなく調和していることがわかります。下のグラフは、同じデータをスペクトラム分析したものです。左側がフリーズフレーミングを行う前のスペクトル分析。それぞれのパターンが他のパターンとは全く違って見えることに注目してください。右側のグラフは、フリーズフレーム後に 3 つのシステムが同じ周波数で同調されていることを示しています。

高まると、他のシステムの同期性が高まり、より効率的に機能するようになります。

例えば、心臓、呼吸器、血圧のリズムや、超低周波の脳のリズム、頭蓋仙骨のリズム、皮膚で測定した電位の間では、周波数の引き合いや同調が容易に見られます [142, 143]。

■ グローバルコヒーレンス ■

システムが意味のある機能を発揮するためには、グローバルな一貫性という特性を持たなければなりません。人間の場合、これには身体的、心理・思考的、感情的、社会的なシステムが含まれます。しかし、システムのエネルギー効率や協調動作の度合いはさまざまであり、必ずしも一貫した出力や行動の流れになるとは限りません。地球規模での一貫性とは、システムのすべての人やすべての部分が同時に同じことをしているということではありません。人間のような複雑なグローバル・コヒーレント・システムでは、あらゆるレベルの拡大またはスケールで膨大な量の活動が行われており、その範囲は既知の電磁スペクトルの73オクターブのうち3分の2以上に及んでいます [165]。あるシステムが自律的に動作しているようにあるレベルのスケールでは見えるかもしれませんが、全体の中では完全に協調しています。生命システムには、ミクロレベルのシステム、分子機械、陽子や電子、器官や腺などがあり、それぞれが自律的に機能し、異なる速度で非常に異なることを行っていますが、すべてが複雑に調和し、同期して機能しています。もしこれが行われていなければ、身体の独立したシステム間での自由競争ではなく、相互に依存するシステムと機能の協調的な連合体となってしまいます。生物学者の Mae-

Won Ho 氏は、コヒーレンスが生命システムの特徴的な性質であり、長期間の秩序と調整、迅速で効率的なエネルギー伝達、特定の信号に対する極めて高い感度など、生命システムの最も特徴的な性質を説明するものであると示唆しています [165]。

私たちは生理的一貫性という用語を導入し、一定期間における生体システム内のさまざまなリズム活動の秩序、調和、安定性の度合いを表すことにしました [163]。この調和のとれた秩序は一貫したシステムを意味し、その効率的または最適な機能は生命プロセスにおける容易さと流れに直接関係しています。対照的に、不規則で不調和な活動パターンは支離滅裂なシステムを示し、その機能はストレスや生命プロセスにおけるエネルギーの非効率な利用を反映しています。具体的には、HRV 分析によって心臓のコヒーレンス（心臓のコヒーレンスまたはレゾナンス（共鳴）とも呼ばれる）を測定すると、心拍パターンが 0.1 ヘルツ（10 秒）程度の周波数で正弦波のように整然としたものになります。

人がより一貫した状態にあるときは、相対的な自律神経のバランスが副交感神経活動（迷走神経緊張）の増加、心臓脳同期の増加、多様な生理学的システム間の同調にシフトします。このモードでは、体のシステムが高い効率と調和で機能し、自然な再生プロセスが促進されます。生理的な一貫性は人間の自然な状態であり、自然に発生することもありますが、一般的には自然に持続することはまれです。リズミカルな呼吸法の中には、短時間で生理的に安定した状態になるものもありますが、私たちの研究では、ポジティブな感情を積極的に生み出すことで、生理的に安定した状態を長時間維持できることがわかっています。

コヒーレントモードで機能しているとき、心臓は他の生体振動子をそのリズムに同期させ、システムのエントレインメント（同調）を引き起こします（図4.1）。同調とは、複数の振動系の間で、またそれぞれの振動系の中でコヒーレンスが高まっている生理的状態の一例です。今回の発見は、人々が以前から直観的に知っていたことを裏付けるものです。ポジティブな感情は、単に「気持ちがいい」だけでなく、体のシステムの同期性を高める傾向があり、それによってエネルギーが高まり、より効率的で効果的な機能を発揮することができるのです。

コヒーレンスモデルは、ダイナミックシステムアプローチを採用しており、心臓のリズムに反映される生理的変化を誘発する自己管理技術を通じて、人々の自己調整能力を高めることに焦点を当てています。また、私たちは、生命システムにおけるリズム活動は、相互に関連した生物学的、社会的、環境的ネットワークの調節を反映しており、生理学的活動のダイナミックなパターンには、生物学的に重要な情報がコード化されていることを示唆しています。例えば、神経系の活動電位の時間間隔や、ホルモンの拍動的な放出のパターンには、情報がコード化されています。私たちの研究では、心拍の時間間隔（HRV）にも情報がコード化されており、その情報は複数のシステム間で伝達され、システム全体を同期させるのに役立っていると考えています。このモデルでは、心臓や血管からの求心性経路がより重要視されています。これは、脳への心血管求心性入力が非常に大きいことと、心臓によって生成される動的パターンが一貫して生成されることによります。私たちは、自己誘発性感情を含むポジ

ティブな感情は、システム全体をよりグローバルに首尾一貫した調和のとれた生理学的モードに移行させ、システムのパフォーマンス、自己調整能力、総合的な幸福感の向上につながると考えています。コヒーレンスモデルでは、さまざまな感情が、HRV/HRの量とは無関係に、心臓のリズムパターンに反映されることが予測されています[5]（図4.2）。最近の研究では、パターン認識のためのニューラル ネットワーク アプローチを使用して、HRV信号から個別の感情状態を検出する精度が75%であると報告されています[164]。 暴力的なビデオゲームと非暴力的なビデオゲームの影響に関する研究では、暴力的なビデオゲームをした場合、非暴力的なゲームをした場合に比べて、心臓コヒーレンスレベルが低く、攻撃性が高くなり、コヒーレンスレベルの高さが攻撃性と負の関係にあることが明らかになりました[165]。

コヒーレントな状態は、一般的な幸福感や、認知的、社会的、身体的なパフォーマンスの向上と相関しています。このような感情と心拍パターンの関連性は、実験室と自然環境の両方で行われた研究で、自発的な感情と意図的に発生させた感情の両方で観察されています[163、168]。

このモデルの参考となった健常者を対象

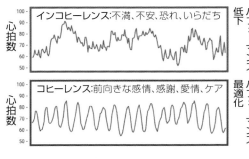

図4.2　心拍リズムのパターン

としたいくつかの研究によると、ポジティブな感情を経験しているときには、呼吸に意識的な変化がなくても、心臓のリズムに自然に正弦波のようなパターンが現れることが示されています。これは、Pribram[169]、Porges[82]、Oppenheimer と Hopkins[117]、Thayer[89] が述べているように、情動情報の処理に関わる皮質下の構造が、延髄にある心肺制御系の振動出力に影響を与えることで、より組織的に出力されるためであると考えられます。

　心理生理学的コヒーレンスモデルの簡単な要約を以下に示します。コヒーレンスの性質についての詳細な議論は、2つの論文[5, 59] に見られます。

■コヒーレンスモデルの定説

1．基礎となる精神生理学的システムの機能状態は、課題に適応し、自己調整し、調和のとれた社会的関係に関与する能力の範囲を決定します。健全な生理的変動、フィードバックシステム、抑制は、安定性と、変化する環境や社会的要求に適切に対応し適応する能力を維持するための複雑なシステムの重要な要素です。

2．心臓リズムの振動活動は、中枢神経系と自律神経系のダイナミックに相互接続された神経構造間の柔軟な関係性のネットワークの状態を反映しています。

3．感情は、心拍変動量の変化とは無関係に、心臓のリズムパターンに反映されています。

4．皮質下の構造は、リスクや快適性・安全性を評価するために環境を評価するために、現在の入力を過去の経験と比較して評価するマッチ／ミスマッチプロセスを介して、内部および外部の感覚系からの情報を常に比較しています。

5．生理学的または心臓のコヒーレンスは、迷走神経調整性HRVの増加、呼吸、血圧、心臓のリズム間の同調、および脳波と心臓のサイクルにおけるさまざまなリズム間の同期の増加に関連した、より整然とした正弦波のような心拍リズムパターンに反映されます。

6．迷走神経調整性HRVは、反応の遅れや行動抑制が重要な困難な環境で効率的に機能するために必要な認知的および情緒的リソースの指標となります。

7．情報は、間隔（活動電位、ホルモンの脈動的放出など）間の時間にコード化されています。心臓の活動における拍動間隔に含まれる情報は、複数のシステム間で伝達され、システム全体の同期化に役立ちます。

8．心血管求心性ニューロン・トラフィックの活動パターンは、視床、扁桃体、および他の皮質下層構造への入力を介して、認知パフォーマンス、感情経験、および自己調節能力に有意な影響を与える可能性があります。

9．コヒーレントな状態での心臓感覚ニューロン（BP、リズムなどを伝達する）の「変化率」の増加は迷走神経求心性ニューロン・トラフィックを増加させ、脊髄のレベルで視床の痛みの経路を抑制します。

10．自己誘発性のポジティブな感情は、

心理生理学的システムをよりグローバル
にコヒーレントで調和のとれた秩序へ
とシフトさせることができ、それはパ
フォーマンスと全体的な幸福の向上と関
連しています。

コヒーレンスモデルには、クロスコヒー
レンス（呼吸、血圧、心臓のリズム間の周
波数同調）、システム間の同期（例：様々
な脳波リズムと心周期の同期）、オートコ
ヒーレンス（呼吸や HRV パターンなどの
単一波形の安定性）、システム共振など、
さまざまなタイプの生理的コヒーレンス尺
度を定量化するための特定のアプローチが
含まれています [5]。コヒーレントな心臓
リズムとは、HRV パワースペクトルの低
周波（LF）領域に非常に狭く高振幅のピー
クがあり、非常に低周波（VLF）や高周
波（HF）領域に大きなピークがない、比
較的調和のとれた正弦波のような信号と定
義されています。生理的コヒーレンスは、
HRV パワースペクトルの 0.04 ～ 0.26 ヘル
ツの範囲にある最大ピークを特定し、その
領域の最大ピークを中心とした 0.030 ヘル
ツ幅のウィンドウで積分を計算し、スペク
トル全体の総パワーを計算することで評価
されます。コヒーレンス比は、（ピークパ
ワー／［合計パワー－ピークパワー］）と
して定式化されます [5]。

┌─────────────────────────────┐
生理的コヒーレンス

特徴的な状態：
● 心拍リズムのコヒーレンスが高い（正
　弦波のようなリズムパターン）。

● 増加した副交感神経活動。

● 生理学的なシステム間の増加した同調
　と同期。

● 心血管系、神経系、ホルモン系、免疫
　系の効率的で調和のとれた機能。
└─────────────────────────────┘

■社会的コヒーレンス

社会的コヒーレンスとは、共通の利益や
目的を持つ個人の間に関係性のネットワー
クが存在するパートナー、家族単位、グ
ループ、より大きな組織に関するもので
す。社会的コヒーレンスは、仲間との最適
な協力と行動に必要なエネルギーとコミュ
ニケーションの効率的な流れと利用を可能
にして、安定した調和のとれた関係性とし
て反映されます。もちろん、個人のコヒー
レンスレベルの変化と同様に、家族、チー
ム、グループのコヒーレンスの質にもサイ
クルや変化があります。コヒーレンスに
は、グループのメンバーが同調し、感情的
に調和していること、そしてグループのエ
ネルギーがグループ全体でグローバルに組
織化され、調整されていることが必要で
す。グループのコヒーレンスには、前述の
グローバルなコヒーレンスの原理と同じも
のが含まれていますが、ここでは、身体の
中のシステムではなく、個人間の関係にお
ける同期した調和のとれた秩序を意味して
います。しかし、その原則は同じです。コ
ヒーレントなチームでは、個々のメンバー
が自分の役割を果たし、活躍するための自
由がある一方で、グループの意図や目標に
沿ったまとまりと共鳴が維持されていま

す。スポーツのチャンピオンチームを見た ことがある人や、特別なコンサートを経験 したことがある人は、グループには通常の パフォーマンスを超えた何か特別なことが 起こることを知っています。それは、まる で選手たちが同期し、目に見えないエネル ギーレベルでコミュニケーションをとって いるかのようです。集団の中では、個人と 個人の間にエネルギー的なフィールドが形 成され、その中で全員のコミュニケーショ ンが同時に行われているという証拠が増え ています。言い換えれば、文字通りグルー プの「場」がメンバー全員をつないでいる のです。社会学者のRaymond Bradleyは、 著名な脳研究者、神経外科医、神経科学者 であるKarl Pribram博士と共同で、社会 的コミュニケーションの一般理論を開発し ました。これは、規模、文化、公式組織の 程度、存続期間、メンバーの特徴などに関 係なく、ほとんどの集団に共通する社会組 織のパターンを説明するものです。彼らは、 ほとんどのグループがグローバルな組織と 感情的なエネルギー的関係のコヒーレント なネットワークを持ち、事実上すべてのメ ンバーを単一のマルチレベルの組織に相互 接続していることを発見しました[170]。

第5章
新たなベースラインの確立

　HMI リサーチセンターでは、心臓が感情の生成に中心的な役割を果たしていること、つまり心理生理学的な一貫性の確立に中心的な役割を果たしていることを発見しました。人間の生体は、システムの観点から見ると、心理・思考的プロセス、感情、生理的なシステムが密接に絡み合ったサブシステムのコミュニケーションによる、広大で多次元的な情報ネットワークであると言えます。かつては、人間の知覚や感情は、外部環境からの刺激に対する脳の反応だけで決まると考えられていましたが、神経科学の新たな視点では、知覚や感情の経験は、外部環境から脳が受け取る刺激と、身体の器官やシステムから脳に伝達される内部感覚やフィードバックとの統合であると、説明されています [5, 79]。このように、心臓、脳、神経、ホルモン、免疫の各システムはすべて、人間の継続的な感情経験を決定づけるダイナミックで相互作用的な情報ネットワークの基本的な構成要素であると考えなければなりません。

　Pribram の広範な研究により、感情システムの理解が進みました。Pribram のモデルでは、過去の経験から、神経ネットワークで確立され維持される一連の慣れ親しんだパターンが自分の中に構築されます。これらのパターンの維持には、外部環境と内部環境の両方から脳への入力が関与します。

　研究によると、心臓の求心性神経信号が、脳内の重要な感情処理センターである扁桃体と関連核の活動に直接影響を与えることがわかっています [118]。扁桃体は、環境的脅威に対する行動、免疫学的、神経内分泌的反応を調整する重要な脳内センターです。扁桃体はまた、脳内の感情記憶の処理センターとしても機能しています。外部環境を評価する際、扁桃体は入力（視覚、聴覚、嗅覚）をスキャンして感情的な内容や信号を探し、記憶された感情的な記憶と比較します。このようにして、扁桃体は、入ってくる感覚情報の親和性について瞬時に判断し、視床下部や他の自律神経系センターとの広範な接続により、高次脳センターが感覚情報を受け取る前に、自律神経系と情動反応を活性化する神経経路を「ハイジャック」することができるのです [171]。

　扁桃体の機能の 1 つは、どのパターンが脳にとってベースになるかを整理することです。特に幼少期に心臓のリズムパターンが乱れ、インコヒーレントになると、扁桃体は不調和を馴染みのあるベースラインとして維持するようになります。言い換えれ

ば、私たちは内的なインコヒーレントを実際には居心地が悪いのに「居心地がよい」と感じるようになり、学習、創造性、感情のバランスに影響を与えます。前頭皮質は、扁桃体で認識された内容に基づいて、どのような状況であれ、適切な行動をとるべきかを決定します。このように、潜在的な感情の記憶とそれに関連する生理的パターンが、私たちの知覚、感情的反応、思考プロセス、行動の基礎となり、影響を与えているのです。

「感情的なプロセスは思考よりも速く働くので、知覚をねじ曲げ、感情回路を書き換え、直観的な感覚を得るためには思考よりも強い力が必要です。ハートの力が必要なのです。」

ハートマス研究所創設者 Doc Childre

脳、心臓、心理・思考、感情システムの間の精巧なフィードバックネットワークに関する現在の理解から、古くからある知性と感情の間の争いは、心理・思考が感情を支配することで解決するのではなく、心理・思考と感情システムの調和のとれたバランスを高めることで、知性を最大限に発揮できるようになることが明らかになっています。

体内では、さまざまな機能レベルで発生する多くのプロセスや相互作用により、脳が慣れ親しんだ一定のリズムが入力されています。これらの入力は、心臓の活動や顔の表情、消化器系、呼吸器系、生殖器系のリズムから、体の細胞が作り出すメッセンジャー分子の絶え間ない相互作用にまで多岐にわたります。

これらの脳への入力は、神経やホルモンのパターンに変換され、脳によって継続的にモニターされ、私たちの知覚、感覚、行動を形成するのに役立っています。外部感覚や体内からの慣れ親しんだ入力パターンは、最終的に神経回路に書き込まれ、現在の情報や新しい経験を比較する際の安定した背景、すなわち参照パターンを形成します。このモデルによると、外部または内部からの入力が慣れ親しんだ参照パターンと異なる場合、この「ミスマッチ」または慣れ親しんだものからの逸脱が感情の発生の基盤となります。

脳や体が慣れ親しんだ生理的なパターンは、人生経験や世界の捉え方によって作られ、強化されていきます。ただし、そのパターンが必ずしもその人にとって良いもの、健康的なものとは限らないことに注意してください。例えば、怒りや恐怖を感じることが多い環境で生活している人は、これらの感情とその神経やホルモンの相互関係に慣れ親しんでいる可能性があります。一方、安心感や愛情、思いやりなどの感情を持っている人は、これらの感情に関連した生理的なパターンに慣れ親しんでいると考えられます

安定性や安心感・快適性を維持するためには、現在の経験や「現実」と以前に確立された神経プログラムとの間に類似性を維持できなければなりません [172]。 新しい経験や課題に遭遇すると、新しい経験の入力パターンと慣れ親しんだ参照先がないこととの間にミスマッチが生じることがあります。ミスマッチの程度に応じて、マッチして快適な感覚を取り戻すためには、内的な調整（自己調整）か、外的な行動が必要になります。外部または内部の感覚システムからミスマッチが検出されると、中枢神経

系と自律神経系の活動に変化が生じます。この反応が短時間（1〜3秒）のものであれば、それは覚醒または方向付け反射と呼ばれます。しかし、刺激や出来事が繰り返し起こる場合は、脳が順応し、基準となる記憶が更新されることで習慣化していきます。例えば、騒がしい街に住んでいる人は、周囲の騒音に順応し、やがて騒音を消すようになります。その結果、静かな田舎に行ったときに、騒音がないことに違和感を覚え、かなり目立つようになるのです。慣れ親しんだ騒音の背景と静かな環境との間のミスマッチが、私たちの注意を引く覚醒反応を引き起こします。慣れ親しんだ環境から離れることで、ミスマッチの現状を知らせ、感情を生み出すシグナリング機能が起こります。

「今、この瞬間」でのコントロールのための監視と制御のプロセスに加えて、現在の状況と予測される未来との間の一貫性や矛盾の度合いを判断する評価プロセスがあります。将来の結果に対する評価は、楽観的なものと悲観的なものに大別されます[173]。状況にうまく対処できないことを予測した評価は、恐怖や不安の感情を引き起こす可能性があります。注意バイアスに関する最近の研究[172]と同様に、この評価は正確ではないかもしれません。なぜなら、現在の状況における過去のトラウマ体験に似た状況に過敏に反応した結果である可能性があるからです。また、不正確な評価は、神経システムの不安定さや、予測される将来の状況に効果的に対処する方法についての経験や洞察の欠如によって引き起こされることもあります[173]。評価が正確でないにもかかわらず、入力の親しみやすさは悲観的な反応を引き出すのに十分です。このことは、私たちが不健康な感情や行動のパターンに簡単に「はまり」、ベースラインの新しいセットポイントを確立しない限り、感情的な経験や行動の持続的な改善を維持できないことを意味します。行動の変化や感情状態の改善を望むのであれば、新たな内部基準を確立するための戦略に焦点を当てることが重要です。新しい状況や課題をうまく乗り越えるポジティブな経験が内的基準を更新していきます。このようなプロセスを経て、私たちはより効果的に感情を自己調整し、新しい状況や課題に対処できるようになり、前進、発達していくのです。私たちは入力を照合するための、より健康的な内部基準を新たに開発することができ、良い入力に対する評価がより正確になり、脅威や不安ではなく、安全や快適さを感じるようになります。

4ヵ月間にわたって自己調整法を実践した高校生を対象とした研究では、安静時のHRVが有意に増加し、HRVのパターンも有意に一貫性のあるものになりました（図5.1）。このような安静時のHRVコヒーレンスの向上は、テストの高得点や行動の改善と有意な相関関係がありました。このことから、自己調整スキルの実践によって、よりコヒーレントな心調律が誘発され、心血管求心性ニューロンのトラフィックにおけるよりコヒーレントで安定したリズムと、私たちがポジティブだと感じる感情との間のマッチ／ミスマッチプロセスに関与する皮質下の調節システムの結合が強化されたことが示唆されます[110]。皮質調節系におけるこの結合を強化することで、ポジティブな感情の自己活性化が自動的に心臓のコヒーレンスの増加を引き起こし、同時に心臓に焦点を合わせた呼吸による生理的変化がポジティブな感情の経験を生成することができます。

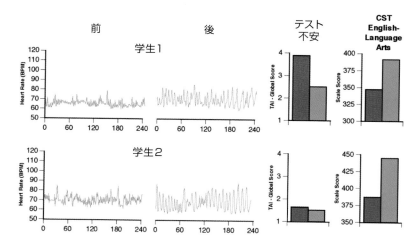

図 5.1　学生における典型的な安静時の心拍変動パターン
TestEdge National Demonstration Study からの HRV 記録。TestEdge
介入前と約4ヵ月後の2人の学生の安静時の心拍変動パターンの例を示して
います。各学生の介入前と介入後のテスト不安レベル（TAI-Global Scale
スコア）と CST-English Language Arts テストスコアも示されています。
介入校の2人の生徒については、介入前の不規則な不整脈パターン（左側）
から、よりまとまったパターン（右側）への変化が記録されており、生徒が
よりまとまったベースラインを新たに確立したことを示しています [110]。

■自己調整と安定性

　Pribram をはじめとする多くの研究者
は、パターンマッチングプロセスを監視す
る高次脳中枢が、脳に流入する情報を抑制
または「ゲーティング」することで自己制
御できることを示す多くの実験を行ってい
ます [173]。どこに注意を向けるかは、入力
を調整し、高次脳で何が処理されるかを決
定する上で大きな影響を与えます。例えば、
多くの会話が飛び交う騒がしい部屋の中
で、私たちは雑音を排除して、興味のある
1つの会話に集中することができます。同
様に、足の指をぶつけたり、頭が痛くなっ
たりしたときの痛みを和らげたり、くす
ぐったいような感覚に鈍感になったり、感
情を自分でコントロールすることができま
す [174]。最終的に、自己調整のプロセスを
通じてコントロールを達成すると、満足感

や充足感を得ることができます。対照的に、
効果的な自己調整ができず、コントロール
を取り戻せないと、欲求不満、焦り、不安、
圧倒され、絶望感や抑うつなどの感情が生
じることが多いのです。

　基準となるパターンを維持する神経系が
不安定だと、感情が不安定になったり、逸
脱した反応が起こったりする可能性があり
ます。これらの神経系は、トラウマ、スト
レス、不安、化学的な刺激物などによって
不安定になる可能性があります。したがっ
て、日常生活のような継続的な内外の要求
や状況に健康的かつ効果的に対応できるか
どうかは、生理学的システムの同期化、感
度、安定性に大きく依存していることは明
らかです [5、59]。

　神経入力は、特に顔面の多くの器官や筋
肉から発生します。しかし、心臓と循環器

系は、他の器官よりもはるかに多くの求心性入力があり、一貫したダイナミックなリズムの主な源となっています[15]。心拍ごとに生じる圧力や速度などの機械的情報に関連する求心性神経活動に加えて、化学的情報に関連する連続したダイナミックに変化する求心性活動のパターンが、脳や体内の他のシステムに送られます。情動体験に関しては、扁桃体への求心性経路が存在し、孤束核を介する扁桃体の中心核への活動は心拍周期に同期しています[10, 177]。したがって、心血管系から扁桃体への求心性入力は、情動体験を決定し、現在の入力を比較するセットポイントを確立するのに重要な役割をしています。

　ここで重要なのは、ハートマスの心臓に焦点を当てた自己調整テクニックを使うと、心臓のリズムパターンと求心性神経信号のパターンが、より整った安定したパターンに変化するということです。これらのテクニックを定期的に実践すると、胸の中心（心臓部）に意識を移し、穏やかでポジティブな感情を意識的に誘導することで、より一貫したリズムと穏やかでポジティブな感情の関連性（パターンマッチ）が強化されます。ポジティブな感情は、より自動的に心臓のコヒーレンスの増加を引き起こします。心臓に焦点を当てた呼吸によって引き起こされるコヒーレンスの増加は、ポジティブな感情の体験を促進する傾向があります。このように、練習はリパターニングのプロセスに影響を与えます。このことは、過去にリスクの高い環境やトラウマに継続的にさらされてきたが、そのような環境はもはや存在せず、それに対応して発達したパターンが現在の安全な環境では役に立たなくなっている状況では重要です。

　このようなフィードフォワードのプロセスを経て、調節能力が高まり、新たな参照パターンが確立され、それをシステムが維持しようとすることで、人々はより困難な状況下でも、日常活動において安定性と自己管理能力を維持することが容易になります。根本的なベースラインの変化がなければ、行動の変化を持続させることは非常に難しく、人々は過去の慣れ親しんだ経験の自動フィルターを通してストレスフルな人生を生きていきます。

ストレスを軽減し、人間のパフォーマンスを高める自己調整術

　世界中でストレスレベルが上昇し続けている中、人々はストレスの長期的な影響だけでなく、無いものとされている感情が日々の生活の質を低下させ、精神的な明晰さ、生産性、人生の課題への適応力、そして贈り物を楽しむことを制限していることを意識するようになっています。

「現代社会を悩ませる健康問題や社会問題の大半は、自己調整能力の欠如が中心となっています。
大多数の人が構築すべき最も重要な力は、自分の感情、態度、行動を自己調整する能力です。」

Rollin MaCraty

　一般的に、私たちは思考や感情をほとんどコントロールできないと考えられています。例えば、動物の脳回路や恐怖の感情を研究している神経科学者のJoseph

LeDoux はこう書いています。

「感情とは、自分で起こすものではなく、自分に起こるものです。映画や遊園地に行ったり、おいしい食事をしたり、お酒や麻薬を飲んだりと、人は感情をコントロールするために状況を設定していますが、これらの状況では、自動的に感情を引き起こす刺激が存在するように外部の出来事が配置されているに過ぎません。私たちは、自分の感情を直接コントロールすることはできません。感情をごまかそうとしたり、ごまかした感情を受け取ったことのある人は、その無意味さをよく知っています。感情に対する意識的なコントロールが弱い一方で、感情は意識の中に溢れ出すことがあります」。[171]

これは、自己調整能力が育っていない多くの人に当てはまることですが、私たちの研究と経験から、感情システムは調整して一貫性を持たせることができることがわかっています。もちろん、これには練習と効果的なスキルが必要です。心理・思考的なスキルやスポーツのスキルを身につけるために技術と練習が必要なのと同じです。

心臓脳相関と直観に関する研究により、一連の自己調整技術と実践方法が開発されました。これらの技術は、HRV コヒーレンスフィードバック技術を使用して学習をサポートすることができ、ハートマスシステムと総称されています [178, 182]。意図的に自己調整を行い、感情的な不安やストレスの状態から、感情的に穏やかで安定した「新しい」ポジティブな状態に移行することができます。これは、個人が意図的にポジティブで穏やかな感情状態を将来の目標として活性化し、心臓の活動パターンをよりコヒーレントな状態にシフトさせて、安定性と感情的な落ち着きを達成して維持できるようにする練習の結果として起こるものです。

このテクニックは、ネガティブで破壊的な感情が引き起こされた瞬間に介入することで、身体のストレス反応を中断させ、コヒーレンスを高める方向にシフトさせることを目的としています。これにより、ストレスやネガティブな感情が生じたときに必要とされる、高い認知機能、直感的なアクセス、感情のコントロールが可能になります。心臓から脳への入力パターンの変化は、自分で生み出したポジティブな感情の変化を強化し、それを維持しやすくします。ハートマスのツールを一貫して使用することで、心理生理学的なコヒーレンス・モードとポジティブな感情の結合がさらに強化されます。

「感情研究の最前線は、まさに人類が征服すべき次のフロンティアです。そのフロンティアが完全に探索され、解決される前に、私たちが直面しているチャンスは、私たちの感情の潜在能力を開発し、新しい状態へとむしろ加速させることです。新しい状態へと劇的に加速することです。」

Doc Childre

コヒーレンスを
高める自己調整術

HRV バイオフィードバックのような生理学的な側面を含む自己調整戦略を人々に教え、迷走神経の刺激を自然に増加させるような行動的介入アプローチについてのパ

ラダイムシフトが起こっています。たとえば、HRVバイオフィードバックに支えられた毎分6回の呼吸の実践が、コヒーレンスリズムを誘発し、さまざまな効果をもたらすことを示す研究が数多くあります[183-189]。

HRVコヒーレンスフィードバックトレーニングは、臨床応用に加えて、教育、企業、法執行機関、軍事などの場面で、自己調整能力の獲得を支援するためにもよく使用されます。ユーザーの心拍のコヒーレンスの度合いを評価するシステムはいくつかあります。EmWave® Pro や Inner Balance® for iOS devices（HeartMath,Inc.）、Relaxing Rhythms（Wild Divine）、Stress Resilience Training System（Ease Interactive）など、これらのシステムの大部分は、非侵襲的な耳たぶや指のパルスセンサーを使用し、ユーザーの心拍数を表示して、ユーザーのコヒーレンスのレベルをフィードバックします。

感情の自己調整戦略は、健康とパフォーマンスの向上に貢献する可能性があります。これらの戦略は、単独で、またはHRVコヒーレンスバイオフィードバックトレーニングと組み合わせて、レジリエンスを高め、ストレス要因やトラウマからの回復を促進することが示されています[53, 58,81,190]。自己誘発型のポジティブな感情は、呼吸リズムを変えようと意識しなくても、心臓のコヒーレンスを高める方向にシフトさせることができます[51, 133]。一般的に、呼吸に集中するのではなく、ポジティブな感情や心を落ち着かせる感情を自分で起こすことができれば、感情の変化を楽しむことができ、高いレベルのコヒーレンスをより長い時間維持することができます[113]。

心臓に焦点を当てた自己調整技術と、

HRVコヒーレンスをリアルタイムでフィードバックする支援技術は、思考、感情、行動を自己調整し、生理的なコヒーレンスを高めるための体系的なプロセスを提供します。これらのテクニックの多く（ハートマスのハートフォーカス呼吸法、フリーズフレーム、インナーイーズ、クイックコヒーレンスなどのテクニック[179]）は、ストレス反応や非生産的な思考や感情を感じ始めた瞬間に、その場ですぐに実践できるように設計されています。練習を重ねることで、困難な状況の前後や最中に、よりコヒーレンスな生理的状態に移行することができ、精心理・思考的な明晰さ、感情的な落ち着きや安定性を最適化することができます。

ハートマス研究所が開発したほとんどのテクニックの最初のステップは、「ハートフォーカス呼吸法」と呼ばれるもので、胸の中心（心臓の部分）に意識を置き、いつもより少しゆっくりと深く呼吸しながら、胸の部分に息が流れていくのをイメージします。10秒リズム（5秒吸って5秒吐く）（0.1ヘルツ）で呼吸を意識的にコントロールすることで、心臓のコヒーレンスが高まり、より調和した状態へと移行するプロセスが始まります[5, 113]。これにより、生理的メカニズムを利用して、迷走神経の活動を調節し、心拍数を変化させることができます。これにより、迷走神経求心性神経の刺激が増加し、活動パターンの一貫性（安定性）が高まります。これにより、交感神経の活動を調節する神経システムに影響を与え、感情的な経験を伝え、認知プロセスの基盤となる神経構造を同期させることができます[5]。

ハートロックインテクニックは、その場で使用したり、よりコヒーレントな状態を

維持するために集中できる時間がある場合に適しています。ハートロックインテクニックは、心臓に関連するポジティブな感情状態を「ロックイン」することで、エネルギーを高め、平和と明晰さを高め、首尾一貫した機能をより長く維持できるように生理機能を効果的に再訓練することができます。ハートロックインを継続的に行うことで、新しいパターンが確立され、生理学的な効率性、精神的な鋭さ、感情的な安定性が新たなベースラインや基準として促進されます。

ハートマスのツールは、日常生活の中で簡単に学べて使えるようにデザインされていますが、年齢、文化、学歴、職業などが異なるさまざまな人々と一緒に仕事をした経験から、これらのテクニックが知覚、感情、気づきを促すことが多いことがわかっています。さらに、HMIで行われた広範な実験的研究により、このようなシフトに伴う生理学的変化は劇的であることが示されています。

これらの自己調整法をさまざまに組み合わせて使用したいくつかの研究では、HRVコヒーレンスと認知機能および自己調整能力の向上との間に有意な相関関係が認められています。

例えば、以下のようなものがあります。

>注意欠陥多動性障害の中学生を対象とした研究では、短期および長期の記憶、集中力、家庭や学校での行動の著しい改善など、幅広い分野で有意な改善が見られました[108]。

>フライトシミュレーターのタスクに参加している41人の戦闘機パイロットを対象とした研究では、パフォーマンスの高さと心拍数のコヒーレンス、そしてフラストレーションの低さに有意な相関関係が見られました[189]。

>イラクから帰還したばかりのPTSDと診断された兵士を対象とした研究では、比較的短時間のHRVコヒーレンス・トレーニングとクイック・コヒーレンス・テクニックの実践を組み合わせることで、幅広い認知機能とともに自己調整能力が大幅に改善されることがわかりました。この改善の程度は、心臓コヒーレンスの増加と相関していました[109]。

>他の研究では、副交感神経活動（迷走神経緊張）の増加[133]、コルチゾールの減少およびDHEAの増加[116]、高血圧患者の血圧およびストレス指標の減少[113, 115]、医療費の削減[112]、およびうっ血性心不全患者の機能的能力の著しい改善[192]が示されています。

>矯正官を対象とした研究では、収縮期および拡張期のBP、総コレステロール、高速血糖値、総合的なストレス、怒り、疲労、健康状態の改善が見られました[114]。

感情の自己調整法のほかにも、HRVのコヒーレンスを高めるアプローチがあります。たとえば、禅僧を対象とした研究では、瞑想の経験が豊富な僧侶は、僧侶歴が2年未満の僧侶に比べて、安静時の心拍数がより一貫性のあるものになる傾向がありました[194]。著者らは、心臓のコヒーレンスが瞑想状態の一般的なマーカーになる可能性を示唆しています[195]。しかし、10秒間の

リズムで呼吸することに集中したり、ポジティブな感情を活性化したりすることでコヒーレンス状態が引き起こされるのでなければ、すべての瞑想や祈りのスタイルがコヒーレンスを高めることを示唆しているわけではありません[196-199]。たとえば、ロザリオやビーズの祈り、ヨガのマントラを唱えているときのHRVを調べた研究では、リズミカルに呼吸することでコヒーレンスなリズムが生じるが、ランダムな言語化や呼吸では生じないことがわかりました[200]。5種類の祈りがHRVに及ぼす影響を調べた研究では、すべての種類の祈りで心臓のコヒーレンスが高まることがわかりました。しかし、感謝と愛の祈りでは、明らかにコヒーレンスが高くなりました[201]。また、足の大きな筋肉を10秒のリズムでリズミカルに緊張させると、心臓のコヒーレントなリズムが誘発されることが示されています[202]。

第6章

エネルギー的なコミュニケーション

最初の生体磁気信号は、1863年にGerhard BauleとRichard McFeeが、磁気誘導コイルを用いて人間の心臓から発生する磁場を検出する心磁図（MCG）で示したものです。その後、1970年代初頭に超伝導量子干渉素子（SQUID）が導入されたことにより、生体磁気測定の感度が飛躍的に向上しました。また、心電図とMCGの信号は、互いに平行していることが明らかになっています[204]。

このセクションでは、心臓から発生する磁場が、エネルギー的なコミュニケーションにどのように関与しているかについて説明します（心電磁場通信とも呼ばれます）。心臓は人体の中で最も強力な電磁エネルギー源であり、体内のあらゆる器官の中で最も大きなリズムの電磁場を作り出しています。心臓の電場は、脳が生成する電気活動の約60倍の振幅を持ちます。この電界は、心電図の形で測定され、体の表面のどこでも検出することができます。さらに、心臓から発生する磁場は、脳から発生する磁場の100倍以上の強さがあり、SQUIDベースの磁力計を使って、体から3フィート離れたところまで、あらゆる方向から検出することができます（図6.1）。

私たちは、心臓の磁場のパルス間のタイミングが感情の違いによって変化することを発見したのをきっかけに、心臓から発生する磁気信号が周囲の人に影響を与える機能があることを示すいくつかの研究を行いました。

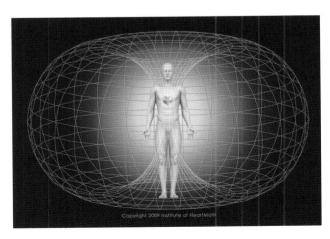

図6.1　人体が作り出す最も強いリズムの場である心臓の磁場は、体のすべての細胞を包み込むだけでなく、周囲の空間にもあらゆる方向に広がっています。心臓の磁場は、体から数フィート離れた場所にある感度の高い磁力計で測定することができます。HMIの研究では、心臓の磁場が重要な情報伝達手段であることが示唆されています。

情報の生物学的コード化

私たちの体のすべての細胞は、外部および内部の目に見えない磁力の変動する環境にさらされています[205]。磁場の変動は、特定の生物学的システムや磁場の変動の特性に応じて、ほぼすべての生物学的システム回路に影響を与えることが明らかになってきました[5, 205]。生理学的システムにおいて信号やメッセージがコード化され伝達される主な方法の1つは、パターン言語です。神経系では、活動電位の時間間隔、すなわち電気的活動のパターンに情報がコード化されることがよく知られています[206]。これは体液性のコミュニケーションにも当てはまり、生物学的に関連する情報は、ホルモンパルスの時間間隔にもコード化されます[207-209]。神経インパルスの間隔やホルモンパルスの間隔に情報がコード化されていることに加えて、心臓から発生する血流波や電磁波の間隔にも情報がコード化されている可能性があります。このことは、前述のPribramの提案を支持しています。心臓や身体から求心性の神経、ホルモン、電気パターンの形で発生する低周波の振動が情動情報の担い手であり、脳波に見られる高周波の振動は、感情や情動の意識的な知覚やラベル付けを反映しているというのです[169]。私たちは、これらの同じリズムパターンもまた、電磁場を介して環境に情動情報を伝達し、それを他者が検知して、内部で発生した信号と同様に処理していることを提案しました。

心拍誘発電位

生体システムにおけるシステム間の同期活動を検出したり、多くの生体電磁現象を調べたりするのに有効な手法として、信号の平均化があります。これは、周期的に繰り返される信号を含む、任意の数の同じ長さのエポック（区間）を重ね合わせることで実現されます。これにより、周期信号に時間的に同期した信号は強調されて識別され、周期信号に時間的に同期していない変動は除去されます。この方法は、感覚刺激に対する大脳皮質の反応を検出・記録する際によく用いられます[210]。信号の平均化を用いてECG（心電図）と時間的に同期しているEEG（脳波）の活動を検出した場合、その結果として得られる波形は心拍誘発電位と呼ばれます。

心臓が発生させる血圧波は、私たちが脈拍として感じる実際の血液の流れよりもはるかに速く、動脈中を急速に移動します。これらの圧力波は、細胞に酸素と栄養を供給するために毛細血管を通って血球を強制的に動かし、動脈を拡張させ、比較的大きな電圧を発生させます。また、これらの圧力波は、リズミカルに細胞に圧力をかけ、この「スクイーズ」に反応して、細胞のタンパク質の一部に電流を発生させることができます。私たちの研究室で行われた実験によると、圧波が脳に到達するのは、収縮期から約240ミリ秒後で、脳の電気的活動に変化が見られることがわかっています。

頭皮には心拍誘発電位の再現性のある複雑な分布があります。心臓から脳への求心性神経入力に関連するこれらの誘発電位の変化は、心拍後50〜550ミリ秒の間に検出可能です[8]。アリゾナ大学のGary Schwartzらは、この複雑な分布の初期の構成要素は単純な生理学的メカニズムだけでは説明できず、心臓と脳の間にもエネルギー的な相互作用が生じていることを示唆

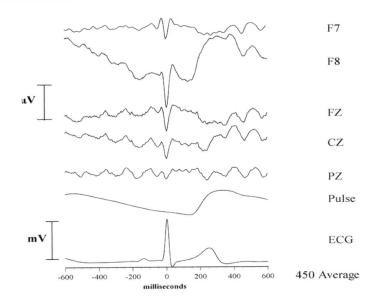

図 6.2　心拍誘発電位
この図は、典型的な心拍誘発電位の例を示しています。この例では 450 回
の平均値を用いています。脈波も表示されており、脳に到達する血圧波のタ
イミング関係がわかります。この例では、R 波の直後に同期したアルファ波
の活動が少なくなっています。10 ミリ秒から 240 ミリ秒の間は、心臓か
らの求心性信号が脳に到達する時間帯であり、アルファ波の非同期化はこの
情報の処理を示しています。アルファ波の増加は、波形の後半、血圧波が脳
に到達する頃から見られます。

しています。彼らは、心臓に注意を向ける
ことが心臓脳同期の増加と関連するという
我々の発見を確認し、エネルギー的な心脳
コミュニケーションをさらに支持しました
[5]。Schwartz たちはまた、被験者が心拍
の知覚に注意を向けると、心拍誘発電位の
前室領域の同期が増加することを示しまし
た。この同期性は、心脳コミュニケーショ
ンのエネルギー的なメカニズムを反映して
いる可能性があり、一方、心室後の同期性
は直接的な生理学的メカニズムを反映して
いる可能性が高いと結論づけています。

人と人との間の生体磁気 コミュニケーション

　私たちは、心臓のリズムパターンと、心
臓から放射される磁場の周波数スペクトル
に符号化された情報には、直接的な関係が
あることを発見しました。このように、人
の感情の情報は心臓の磁場にコード化さ
れ、体全体や外部環境に伝達されます。
　図 6.3 は、異なる心理生理モードで記
録された 12 個の 10 秒エポック（区間）の
ECG データの平均から得られた 2 つの異
なるパワースペクトルです。左側のプロッ
トは、被験者が深い感謝の気持ちを抱いて
いるときに作成されたもので、右側のプ
ロットは、被験者が怒りの感情を思い出し

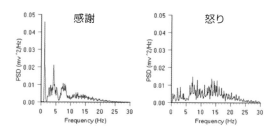

図 6.3　異なる感情状態における心電図のスペクトル

上のグラフは、心臓から放射される電磁場に含まれる情報パターンを反映した 12 個の心電図データの 10 秒エポック（区間）の平均パワースペクトルです。左側のグラフは、感謝の気持ちで心が満たされているときに、心拍のコヒーレンスが高い状態で得られたスペクトルの例です。右側のグラフは、怒りの感情で心拍が乱れたときのスペクトルです。

ているときに作成されたものです。パターンの違い、つまり含まれる情報の違いがはっきりと見て取れます。心拍変動のリズムのパターンと、心電図や MCG（心磁図）のスペクトルの周波数パターンには、直接的な相関関係があります。このような実験結果から、心理生理学的な情報は、心臓から発生する電磁場にコード化できることを示しています[163, 212]。

　人間の体には、外部環境を感知する仕組みがたくさんあります。最も分かりやすい例として、感覚器官は、触覚、温度、特定の範囲の光、音波などに反応するように作られています。これらの器官は、外部からの刺激に鋭敏に反応します。例えば、鼻は 1 分子の気体を感知し、目の網膜の細胞は 1 個の光を感知します。耳はこれ以上敏感になると、自分の分子のランダムな振動の音を拾ってしまうでしょう[213]。

　患者さんと臨床医の診察、友人同士の会話など、人間同士のやりとりは、多くの微妙な要素が絡み合った非常に高度なダンス

のようです。多くの人は、コミュニケーションを、顔の動き、声の質、ジェスチャー、体の動きなどで表現される明白なシグナルだけで考える傾向があります。しかし、最近では、私たちの意識レベルのすぐ下で、微妙ではあるが影響力のある電磁的または「エネルギー的」なコミュニケーションシステムが作動しているという見解が支持されています。次のセクションでは、このエネルギー的なシステムが、個人の間に生じる「磁気」の引き合いや反発に寄与していることを示唆するデータについて説明します。

　人が何を感じているかを察知する能力は、人とのつながりやコミュニケーションを円滑にするための重要な要素です。人と人との交流がスムーズに行われるかどうかは、人と人との間に自然発生的な同調やつながりが成立するかどうかに大きく依存します。深い会話をしているとき、人は微妙なダンスを始め、動きや姿勢、声の高さ、話す速度、応答の間の長さなどを同期させます[214]。また、現在、私たちが発見しているように、生理学の重要な要素もリンクし、同期することがあります。

触覚の電気：人と人との心臓の電磁場エネルギー交換の検出と測定

　心臓の電磁場が人と人との間で信号を伝達するという仮説を検証するための重要なステップは、個人の電磁場とその中で変調された情報が他の人に検知されるかどうかを調べることでした。今回の実験では、「心臓から発生する電磁場は、人に伝わるか？

　ある人の心臓から発生した電磁場が、別の人に生理的に適切な方法で検出される

のか、また、検出された場合、明らかな生物学的効果があるのか」。そこで私たちは、ある人の心電図のR波のピークに同期した信号を、別の人の脳波や脳波の記録から信号平均化法で検出するという実験を行いました。私たちの研究室では、この技術を用いて数年にわたって数多くの実験を行ってきました[215]。　以下に、いくつかの例を挙げて、その結果を説明します。これらの実験の大部分において、被験者は姿勢の変化を最小限にするために、快適なハイバックの椅子に座り、正のECG電極は、国際10－20システムに従って、左の第6肋骨の脇に位置し、右の鎖骨上窩を基準にしていました。心電図と脳波は、両方の被験者について同時に記録し、データ（通常、256ヘルツ以上でサンプリング）を分析して、両方で同時に信号を検出できるようにしました（図6.4）。

　信号の流れを解析する方向を明確にするために、心電図のR波を信号平均化手順の時間基準として使用した被験者を「信号源」または単に「源」と呼ぶことにします。また、信号源のECG信号を登録するためにEEGを分析した被験者を「信号受信者」または単に「受信者」と呼びます。実験の大半で使用した平均回数は250ECGサイクル（約4分）でした。被験者は、意識的に信号を送受信しようとは思っておらず、ほとんどの場合、実験の目的を知らされていませんでした。これらの実験結果から、神経系はアンテナの役割を果たしており、他の人の心臓から発生する磁場に同調して反応するという結論に達しました。私たちは、このエネルギー的な情報交換を「エネルギー・コミュニケーション」と呼び、これは意識を高め、他者への真の共感や感受性の重要な側面を媒介する生得的な能力であると考えています。さらに私たちは、このエネルギー的なコミュニケーション能力を高めることで、より深いレベルの非言語的なコミュニケーション、理解、そして人と人とのつながりが得られることを確認しました。また、このような個人間のエネルギー的なコミュニケーションは、臨床家と患者の間の治療的な相互作用の中で、癒しのプロセスを促進する可能性があることを提案します。

　電気生理学的には、このような個人間のエネルギーコミュニケーションに対する感受性は、感情的・生理的にコヒーレントな状態であるかどうかに関係していると考えられます。このデータは、個人がコヒーレントな状態にあるとき、他人が発生させた磁場に含まれる情報をより敏感に受け取ることができることを示しています。また、生理的にコヒーレントな状態では、内部システムがより安定し、より効率的に機能し、よりコヒーレントな構造を含む電磁場を放射することがわかっています[163]。

　まず最初に、身体接触時に、ある人の心電図信号が別の人の脳波に検出されるかどうかを調べました。この実験では、2人の

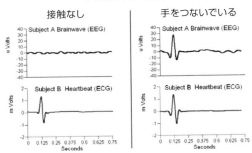

心拍信号平均波形

図 6.4　被験者Bの心臓で発生した電気エネルギーの伝達を示す心拍信号平均波形が、手をつないだ被験者AのEEG（脳波）に検出されます。

被験者を 4 フィート（約 1.5m）離れた場所に座らせ、同時にモニターしました。

ほとんどのペアでは、2 人の被験者間の明確な信号伝達が一方向で測定可能でしたが、両方向で同時に観測されたのは約 30％でした（すなわち、被験者 1 の心電図が被験者 2 の脳波で検出されるのと同時に、被験者 2 の心電図が被験者 1 の脳波で検出されました）。後述するように、生理的なコヒーレンスをどの程度維持できるかが重要な変数となるようです。物理的な接触によって心臓の活動が他人の脳波に検出されることを実証した後、信号が電気伝導だけで伝達されるのか、それとも磁場によってエネルギー的に伝達されるのかを調べる一連の実験を行いました。その結果、かなりの程度の信号伝達が皮膚伝導によって行われていることが示唆されましたが、次に述べるように、個人間でも放射されていることがわかりました。

非物理的接触時の 心臓と脳の同期

心拍によって生成された磁場の成分は自然に体外に放射され、SQUID ベースの磁力計で数フィート離れた場所でも検出できるため [217]、物理的に接触していない被験者の間で信号の伝達をさらに検証することにしました。これらの実験では、被験者は並んで座っているか、さまざまな距離で向かい合っているかのいずれかでした。場合によっては、受信者の脳波にはっきりとした QRS 型の信号を検出できた場合もありました。心電図を相手の脳波に明確に影響する能力は、被験者の距離が長くなるほど低下しますが、この現象は非線形的であるようです。例えば、あるセッションでは

18 インチの距離で明確な信号を検出できましたが、次のトライアルではわずか 6 インチの距離でも検出できなかったのです。私たちの経験では、6 インチ以上の距離で QRS 型の明確な信号が伝達されることはまれですが、生理学的に関連した情報は、はるかに遠い距離にいる人々の間で伝達され、同期した活動に反映されます。

図 6.5 は、2 人の被験者が座った状態で 5 フィートの距離を置いて向かい合い、身体的な接触がない状態でのデータです。被験者は実験の目的を知らされていませんでした。上の 3 つのトレースは、頭の内側のラインに沿った脳波の位置から得られた信号平均の波形を示しています。

この例では、信号平均化された波形には、物理的接触の実験で見られた QRS コンプ

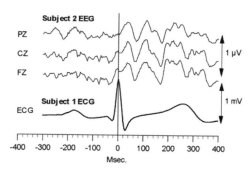

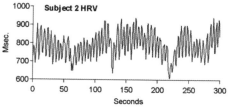

図 6.5　2 人の間での心脳の同期
上の 3 つのトレースは、被験者 2 の信号平均化された脳波波形であり、被験者 1 の心電図の R 波に同期しています。下の図は、被験者 2 の心拍変動パターンを示しており、記録の大部分でコヒーレントでした。2 人の被験者は、身体的に接触することなく、会話ができる距離に座っていました。

レックスの形は一切含まれていません。この例では、一方の被験者の脳波にα波が同期しており、それが他方の被験者の心電図のR波と正確なタイミングで発生していることがわかります。

　信号平均化した脳波をパワースペクトル解析したところ、αリズムが相手の心臓に同期していることがわかりました。このα波の同期は、α波の活動が活発になったことを意味するものではありませんが、既存のα波が、他人の心臓から発生するような極めて微弱な外部電磁場に同期できることを示しています。音や光などの外部刺激にαリズムが同期することはよく知られていますが、このような微弱な電磁信号に同期することができるのは驚きです。また、前述のように、自分の心拍に同期したα活動の比率はかなり高く、生理的なコヒーレンスがある期間には、この同期したα活動の量が著しく増加します[5, 219]。

　図6.6は、被験者2の信号平均化されたEEGトレースの1つと被験者1の信号平均化されたECGを重ね合わせたプロットです。

この図を見ると、被験者2の脳波と被験者1の心臓が驚くほど同期していることがわかります。これらのデータは、ある個人の心臓から放射される磁気信号が、別の個人の脳のリズムに影響を与えることが可能であることを示しています。また、この現象は、会話のできる距離でも起こりうるものです。

エネルギー的な感受性と共感性

　図6.7は、同じ時間帯の同じ2つのサブジェクトのデータを示していますが、逆方向のα同期を分析しています（サブジェクト1のEEGとサブジェクト2のECG）。この場合、被験者1の脳波と被験者2の心

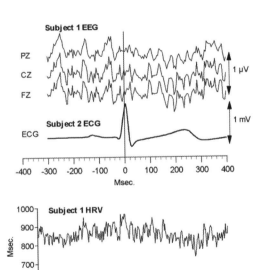

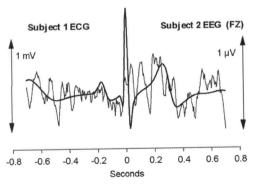

図6.6　信号平均化されたEEGとECGのオーバーレイ
このグラフは、図6.5で示したEEGとECGのデータを重ね合わせたもの。波形が似ていることから、高度に同期していることがわかります。

図6.7　上のグラフの3つのトレースは、被験者1の信号平均化された脳波波形です。被験者1のαリズムと被験者2の心電図との明らかな同期は見られません。下の図は、被験者1の心拍変動パターンのサンプルで、記録の大部分にわたって支離滅裂です。

電図の間には、観察可能な同期がないことがわかります。図6.5と図6.6のデータの大きな違いは、被験者2の生理的なコヒーレンスが高いことです。つまり、脳波が相手の心臓に同期しているかどうかは、受信者の心拍数のまとまり具合で決まるようです。

このことから、人は生理的にコヒーレントな状態にあるとき、他人の心臓から放射される電磁信号や情報パターンをより敏感にキャッチすることができると考えられます。そう考えると、私たちは周囲の人が放つ支離滅裂なパターンから悪影響を受けやすいと解釈するかもしれません。しかし、実際にはその逆です。生理学的なコヒーレンス・モードを維持できている人は、内面的に安定しているので、他人からのフィールドから悪影響を受けにくいのです。内部の安定性と一貫性が高まることで、感度の上昇が起こりやすくなるようです。

これは、私たちが何千人もの人を対象に、コミュニケーション中に自己生成して一貫性を維持する方法をトレーニングしてきた経験とよく一致しています。このスキルを身につけると、人との距離感が縮まり、言葉の背後にある深い意味を察知して理解できるようになることがよくあります。相手が何を言おうとしているのか明確でない場合でも、相手が本当に伝えたいことを感じ取ることができるようになることが多いのです。コヒーレント・コミュニケーション・テクニックは、人が十分に話を聞いてもらったと感じ、真の意味で分別を持って話し、人と人との間のより大きな信頼関係と共感を促進するのに役立ちます[180]。

人と人との心拍リズムの同期

図6.3に示すように、心臓のリズムがよりまとまっていると、それに応じて体外に放射される電磁場もより整然としたものになります。これまでのデータは、信号や情報が個人間でエネルギー的に伝達され、それが測定可能な生物学的効果を持つことを示していますが、これまでのところ、2人の心拍パターンが文字通り同期することを示唆するものではありませんでした。私たちは、個人間での心拍パターンの同期は可能ですが、通常は特定の条件下でのみ起こることを発見しました。私たちの経験では、通常の覚醒状態では、個人間で心拍の同期が起こることはまれです。私たちは、仕事や生活で親密な関係にある個人が、真の心拍同期を示す最良の候補であることを発見しました。図6.8は、仕事上の親密な関係にあり、コヒーレンス・ビルディング・テクニックを定期的に実践している2人の女性の間で、心拍数が同期した例です。この実験では、2人は4フィート離れた席に座り、お互いに感謝の気持ちを生み出すことに意識的に集中していました。

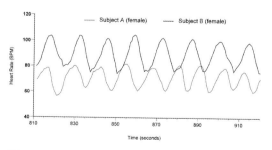

図6.8　2人の心のリズムの同調
このデータは、2人の被験者がハートロックインテクニックを実践し、お互いに感謝の気持ちを意識的に感じているときに記録されたものです。

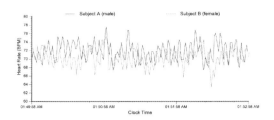

図 6.9　睡眠中の夫と妻の間の心拍リズムの同調。

睡眠中には、より複雑な同期が起こります。私たちは、長期的に安定した愛情関係にあるカップルのみを対象としましたが、このようなカップルでは、睡眠中に心臓のリズムが高度に同期していることに驚いています。図6.9 は、あるカップルのデータの一例です。

これらのデータは、ケーブルハーネスを改造した外来用心電計で記録されたもので、 1回の記録で2人を同時に記録することができます。心拍が同時に同じ方向に変化し、心拍数が収束していく様子がわかります。記録全体を通して、心拍数がしばらくの間、より高い同期性に移行し、その後、再びドリフトするという明確な移行期間が見られます。これは、通常の覚醒状態とは異なり、睡眠中に個人の心拍数の同期が起こりうることを意味しています。

人と人との生理的な同期を示したもう一つの研究は、30分間のスペインの火渡りの儀式に関する研究でした。38 人の参加者から心拍数のデータを取得し、火渡りをする人と見物する人の間で同期した活動を比較しました。その結果、火渡りをしている人と関係のある観客の間では、儀式中の覚醒状態に細かい共通性が見られましたが、関係のない観客には見られませんでした。著者らは、今回の研究結果により、集団的な儀式は、積極的な参加者と親戚や親しい友人との間で、時間をかけて同期した覚醒を呼び起こすことができることが示されたと結論づけています。彼らはまた、この研究がフィールドでの観察を生理学的な根拠に結びつけ、実世界での相互作用中の人間の生理に対する社会的効果を定量化するためのユニークなアプローチを提供していることを示唆しています[220]。

Morris[221] は、ハートマスのクイックコヒーレンス® テクニックの訓練を受けた参加者を対象に、グループ環境におけるハートコヒーレンスの効果を研究しました。彼は、訓練を受けた3人の参加者が、訓練を受けていない1人の参加者と一緒にテーブルを囲んで座り、10分間の試行を148回行いました。各試行では、訓練を受けた3人の参加者が、訓練を受けていないボランティアと一緒になって、訓練を受けていない人の HRV のコヒーレンスを高めることができるかどうかを調べました。その結果、訓練を受けた参加者がコヒーレンスの向上に注力した場合、マッチさせた比較対象の約半数において、訓練を受けていない被験者の HRV のコヒーレンスが向上することがわかりました。さらに、グループ参加者間の心拍同期の証拠が、いくつかの評価方法によって明らかにされ、コヒーレンスのレベルが高いほど、参加者間の同期のレベルも高いことが相関していました。また、この同期性と参加者間の関係性（ボンディング）の間には統計的な関係がありました。著者らは、「被験者間の心臓のシンクロの証拠が見つかった」と結論づけています。

また、信号平均化法を用いて、母親の脳波（EEG-CZ）と赤ちゃんの心拍（ECG）の同期を検出することができました。2人は体を密着させていませんでしたが、母親が赤ちゃんに意識を向けると、母親の脳

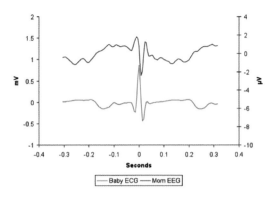

図 6.10　母体と赤ちゃんの間の心電図と脳波の同期。

波と赤ちゃんの心拍が同期しました（図6.10）。乳児の脳波が母親の心拍に同期したことを検出することはできませんでした。

人と動物の生体磁気コミュニケーション

農家の人や注意深く観察している人は、ほとんどの牛や羊が放牧されているときは同じ方向を向いていることを知っています。世界中の家畜や、放牧・休養中のアカ

シカ・ノロシカは、放牧・休養中に体軸をほぼ南北に合わせ、頭を北に向けていることが、衛星画像や野外観察、雪の中のシカの寝床などで実証されています。一般的な決定要因として風や光の条件が除外されていたため、地球の地磁気との関連が最も適切な説明であると判断されました。磁北は地理的な北よりも優れた予測因子であり、大型哺乳類には磁気を感知する能力があることを示唆しています [222]。

また、人とペットの間でも、一種の心拍同期が起こることがわかっています。図6.11 は、私の息子 Josh（記録時 12 歳）と彼の愛犬 Mabel の心拍数を調べた実験結果です。ここでは 2 台のホルターレコーダーを使用し、1 台は Mabel に、もう 1 台は Josh に装着しました。レコーダーを同期させ、Mabel を研究室の一つに入れました。

Josh は部屋に入って座ると、ハートロックインを行い、意識的に Mabel への愛の感情を発散させました。身体的な接触はなく、犬の注意を引こうともしませんでした。図 6.11 では、Josh がペットへの愛を意

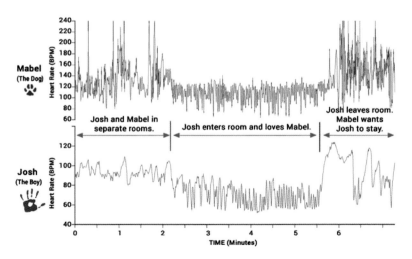

図 6.11　少年と愛犬の心拍数パターン
このデータは、少年 Josh と愛犬 Mabel に装着された外来心電計で得られたものです。Mabel が待つ部屋に入った Josh が、ペットへの愛情を意識的に感じたとき、彼の心拍はより一貫したものになり、この変化が Mabel の心拍に影響を与え、より一貫したリズムに変化したと考えられます。

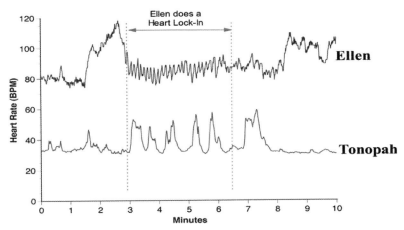

図 6.12　女性と馬の心拍数パターン
このデータは、Ellen と愛馬 Tonopah に装着された外来心電計によって得られました。Ellen がハートロックインを行うと、彼女の心拍数はより一貫したものになり、この変化が馬の心拍数に影響を与えているようです。

識的に感じているときに、Josh と Mabel の両方の心拍数が同期して変化し、コヒーレンスが高まっていることに注目してください。

　人間の感情の変化に応じて動物の心拍パターンが変化したもう一つの例を図6.12に示します。これは、Ellen Gehrke 博士との共同研究です。彼女は、馬に触れたり撫でたりせずに、家畜小屋で馬と一緒に座っている間に、意識的にコヒーレンス状態に移行しました。彼女がコヒーレンスに移行すると、馬の心拍パターンもより秩序立ったパターンに移行しました。

　他の試験では、4頭中3頭の馬の心拍数に、非常に似た HRV パターンの変化が見られました。反応を示さなかった1頭の馬は、人間や他の馬とうまく付き合えないことで有名でした。

第7章
直観の研究：
コヒーレンスと心臓の驚くべき役割

　ペースと複雑さがますます増し、個人的にも社会的にもより多くの課題に直面している世界では、個人と世界の意識を高めることが求められています。人々は、より知的な選択をしたいと考えています。そうすれば、日常生活はより耐えうるものとなり、個人的、世界的な関係はより強く、より意味のあるものとなり、私たちの地球の未来は確かなものとなるでしょう[223]。

　個人と世界の意識を高めることで、個人と集団の健康、幸福、調和を向上させることができます。そのためには、人々が日々の判断や行動に責任を持ち、より健康的で新しい生理的・心理的な内部基準を確立することから始めることを提案します。ベースラインを確立するためには、日々の状況に対処し、適切な判断を下し、意味のある適切な行動をとるための効果的で実用的な戦略を用意する必要があります。

　良い意思決定を行うための多くの要因を明らかにすることが注目されています。その中には、自己と他者への気づき、認知的柔軟性、感情の自己調整などがあります。これらはすべて、私たちの日常の状況や意思決定に、より多くの意識をもたらすために重要です。意思決定の際に考慮すべき他の要素として、誰もが経験したことのあるものに「直観」があります。直観の性質と機能、あるいは研究者が直観的な知性と呼ぶものについては、興味深い研究が始まっています。英国リーズ大学のGerard Hodgkinsonは、直観に関する文献調査の中で、直観にはさまざまな概念があるにもかかわらず、その根底には非意識的な側面があることを示唆する研究結果が増えていると指摘しています。直観的な知覚に関与する非意識的な側面の中には、暗黙的な学習や暗黙的な知識があります[224]。直観的な知覚は、ビジネス上の意思決定や起業、学習、医療診断、治癒、精神的な成長、および全体的な幸福において重要な役割を果たしていることが一般的に認められています[225、226]。

　また、直観は、社会的認知、意思決定、創造性に重要な役割を果たしていることが示唆されています。人は、人生のさまざまな場面で、意思決定のプロセスや他人の見方において、慣れ親しんだ思考、感情、行動のパターンを用いることがあります。

　必ずしも健全ではなく、構造的でもない習慣的なパターンで状況に対応するのではなく、新しい創造的な解決策でより効果的に対処することができます。このような解決策は、自分の深い直観や中核的な価値観に合致した、利用可能な内的資源を考慮に

入れることができます。直観的な知性は、一瞬一瞬の指針となり、ハートマスが言うところの「ハートベースの生き方」を後押ししてくれます。

「直観」の語源はラテン語の動詞 intueri で、通常は「内観する」「熟考する」と訳されます。Hodgkinson は、「直観」とは、認知、感情、身体的プロセスが相互に関連した複雑なものであり、そこには意図的で合理的な思考が入り込むことはないと結論づけています。また、近年登場した膨大な理論と研究は、直観という概念が、教育、個人、医療、組織の意思決定、人材の選抜と評価、チーム・ダイナミクス、トレーニング、組織開発などに重要な影響を与える、正当な科学的調査対象として登場したことを示していると結論づけています[224]。直観に関する文献の別の包括的なレビューでは、直観の定義が以下のように示されています。「急速な、非意識的な、全体的な連想によって生じる、感情を伴う満たされた判断」[227]。

何人かの研究者は、直観はすべての人間が何らかの形で持っている生得的な能力であり、人間が持っている最も普遍的な自然の能力であると主張しています。また、直観力は遺伝した学習していない才能とみなすことができるとしています[228, 229]。直観力に関するほとんどの議論や定義にも見られる共通の要素は、感情や情緒のことです。直観は感じるものですが、認知的な内容や情報の認識を伴うこともあります。私たちの研究と経験から、感情は直観の主要な言語であり、直観は私たちの感情、日々の経験、意識を管理し、向上させるための未利用のリソースを提供していることが示唆されています。

■ 直観の種類 ■

ハートマス研究所の研究によると、「直観」という言葉が表すプロセスには、3つのカテゴリーやタイプがあるようです。1つめの直観は、「暗黙知」や「暗黙の学習」と呼ばれるもので、基本的には過去に習得した知識を忘れていたり、習得したことに気づかなかったりするものです。人間の脳は非常に効率的で効果的なパターンマッチング装置であるという神経科学の概念に基づいて[176]、この高速タイプの直観的な意思決定と行動が、純粋に神経プロセスの観点からどのように理解できるかを示すために、多くのパターン認識モデルが開発されてきました。この点で、脳は新しい問題や課題のパターンを、以前の経験に基づく暗黙の記憶と照合しています[224, 230, 231]。

直観の第2のタイプは、エネルギー的感受性と呼ばれるもので、電磁場などの環境信号を検知して反応する神経系の能力を意味します（「エネルギー・コミュニケーション」の項も参照）。人間でも動物でも、神経系の活動が地磁気の影響を受けることはよく知られています[232]。例えば、地震が

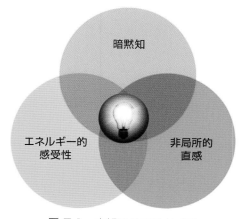

図 7.1　直観の3つのタイプ

起こる前にそれを感じ取ることができる人もいるようです。最近では、大きな地震が発生する１時間前、あるいはそれ以上前に、地球の磁場の変化を検知できることが明らかになっています[231]。エネルギー的感受性のもう一つの例は、見つめられる感覚です。いくつかの科学的研究がこの種の感度を検証しています[234]。

　３つめの直観は非局所的直観で、過去や忘れた知識や環境信号の感知では説明できない何かを知ったり感じたりすることを指します。非局所的な事象に関する情報を受け取り処理する能力は、すべての物理的・生物学的組織の特性であると考えられており、これは宇宙に存在するすべてのものが本来的に相互につながっているためであると考えられています[235-237]。非局所的な直観の例としては、親が何マイルも離れたところにいる自分の子供に何かが起こっていると感じる場合や、起業家が効果的なビジネス上の意思決定を行うための要因について、繰り返し成功した感知を行う場合などが挙げられます。

■暗黙的学習

　直観が、意識的な思考プロセスとどのように相互作用するのかという問題は、長い間議論の対象となってきました。認知心理学や社会心理学の研究では、２つの異なる処理システムがあるとする二重プロセス理論が一般的に受け入れられています。第一のシステムは、無意識的、自動的、直観的なものです。このシステムは非常に迅速に情報を処理し、脳への現在の入力を過去の経験と関連付けます。そしてそれは、無意識のうちに自動的に直観的に情報を処理し、脳への現在の入力と過去の経験を関連付けるもので、認知資源の使用はほとんど

されません。例えば、ある分野で経験を積んだ人は、重要な環境の手掛かりを認識し、その手掛かりを既存の慣れ親しんだパターンに迅速かつ無意識に適合させる能力から、暗黙の直観を得ることができます。これにより、迅速で効果的な診断や問題解決が可能になります。一方、第二の処理系は、意識的な性質を持ち、比較的時間がかかり、ルールに基づいて分析を行います。このシステムは、第一のシステムよりも認知資源を多く利用します[224]。

■洞察力

　また、直観という言葉は、科学的には洞察力と呼ばれる経験を表す言葉としてもよく使われます。すぐに解決できない問題を抱えているとき、脳は無意識のうちにその問題に取り組んでいることがあります。シャワーを浴びているとき、車を運転しているとき、何か他のことをしているときなど、問題について考えていないときに、解決策が意識の中に浮かんでくることがよくあります。このタイプの暗黙のプロセスでは、問題解決に行き詰まった後、突然、解決策につながる洞察力のある認識や戦略を得るまでに、長い潜伏期間が必要です[238]。一方、上述した暗黙の直観の二重処理モデルにおける直観は、ほぼ瞬間的に起こり、感情的になります[239]。

■非局所的直観

　テレパシー、透視、予知などと同列に考えられることもある非局在的直観の研究は、科学界でも議論を重ねてきました[240]。直観のプロセスがどのように機能するかを説明しようとするさまざまな理論がありますが、これらの理論はまだ確認されておらず、統合的な理論の策定が必要です。それ

にもかかわらず、非局所的な直観的知覚については、70年以上前にさかのぼり、厳密な科学的研究が大量に文書化されています。さまざまな実験により、実験デザインや研究方法、統計的手法、偶然、結果の選択的報告などの欠陥では説明できないことが示されています[239]。

　既知の推論プロセスでは予測できない未来の出来事の前に起こる生理的反応（刺激前反応）を測定した9つの実験のメタアナリシスでは、1,000人以上の被験者を対象とした9つの研究のうち8つの研究で統計的に有意な結果が得られました[240]。これに続いて、26の研究を検討した研究者も、この知見のメカニズムについてはまだ知られていないにもかかわらず、予測できない刺激の前に生理的活動の明確な刺激前反応が起こると結論づけています[242]。

　物理的な心臓は、古典的な時間と空間の限界に縛られない情報の場と結合していることを示唆する説得力のある証拠があります[243, 244]。この証拠は、心臓が未来の出来事に関する情報を実際に起こる前に受け取り、処理することを実証した厳密な実験

的研究から得られています[243, 244]。

　Radinのプロトコルを発展させ、感情を刺激する写真と落ち着かせる写真をランダムに選んで情動反応を引き起こすように設計されたプロトコルに、脳波（EEG）と心電図（ECG）の測定を追加したところ、脳と心臓の両方が、将来の感情的な写真がコンピュータによってランダムに選択される約4〜5秒前に刺激前の情報を受け取っていただけでなく、心臓は実際に脳が情報を受け取る約1.5秒前に情報を受け取っていたことがわかりました（図7.3）[244]。

　これらの研究では、皮質誘発電位と心拍誘発電位の組み合わせを用いて、被験者が実験前に生理的コヒーレンス・モードにあるとき、心臓や循環器系からの求心性入力が、脳の電気的活動の変化、特に脳の前頭葉での変化を変調させることがわかりました[245-251]。つまり、実験に参加する前のコヒーレントな状態では、心臓からの情報に敏感に反応していたのです。したがって、心理生理学的にコヒーレントな状態にあることは、直観的な能力を高めることが期待されます[244]。

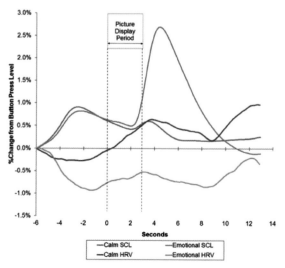

図7.2　心臓の刺激前の反応
グラフは、心拍変動（青と赤の線）と皮膚コンダクタンスレベル（ピンクと緑の線）の反応のグループ平均を示しています。「0」の時点は、写真が最初に表示されたときで、被験者は感情を刺激する写真か穏やかな写真のどちらかを見たことになる。非局所的直観を示す刺激前の反応は、-6秒から0秒の間にある。赤線は、未来の写真が感情的なものだったときのHRVトレース、青線は、未来の写真が穏やかなものだったときのHRVを示しています。穏やかな未来の写真と感情的な未来の写真を見る前の刺激前期間におけるHRV反応の間には、非常に大きな差があり、参加者が実際に写真を見る約4.8秒前から反応し始めているのがはっきりとわかります。

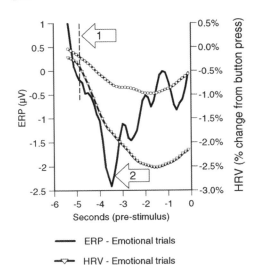

図 7.3　刺激前の心臓と脳の反応の時間的動態の例

脳波部位 FP2 の平均事象関連電位（ERP）と、刺激前の心拍減速曲線を重ねて表示しています。刺激前の心拍減速曲線は、ネガティブな感情を持つ写真が将来見られる試行と、穏やかな将来の写真が見られる試行とでは、刺激の約 4.8 秒前に乖離していました（急激な下降）（矢印1）。感情試行の ERP は、刺激の約 3.5 秒前に急激な正のシフトを示しました（矢印2）。この正のシフトは、脳が未来の刺激の性質を「知っていた」ことを示しています。この2つのイベントの時間差は、心臓が脳よりも約 1.3 秒早く直観的な情報を受け取ったことを示しています。心拍誘発電位の解析により、この期間に心臓から脳に別の求心性信号が送られていたことが確認されました[244]。

これは、心臓が、身体に組み込まれている複数のエネルギー場と相互作用する情報源と直接つながっていることを示唆しています。また、未来の出来事に対する事前の刺激反応の大きさが、その出来事に関連する感情の度合いと関係しているという、さらなる証拠も得られました[243]。

リピート起業家の非局所的直観

イランのテヘランにある科学技術パークで、30 人のリピート起業家を対象に行われた研究では、直観に関する最初の研究と重複し、拡張されています[251]。リピート起業家がこの研究に選ばれたのは、自分の成功が運だけの結果ではないことを証明している可能性が高く、成功の確率を凌駕しているからです。また、重要なビジネス上の意思決定を行う際に、直観に頼る傾向が強いことが研究で示されています。この研究は、穏やかな写真と感情的な写真をランダムに並べたものをコンピュータに入力し

て刺激を与えた、前述の私たちの研究を参考にして行われました。しかし、この研究には新たな要素が加わっていました。研究者は2つの異なる実験を行いました。

最初の実験は、一人の参加者のグループ（N = 15）を対象とし、2 番目の実験は、共同参加者のペアのグループ（N = 30）を対象とし、社会的なつながりによる直観効果の「増幅」を調べました。1 人参加の実験では、参加者は1 人でモニター上の写真を見ていましたが、2 人参加の実験では、図 7.4 に示すように、2 人のペアが向かい合って座りながら、同じ写真を2つのモニターで同時に見ました。

それぞれの実験では、45 回の試行を行い、心拍リズムの活動を継続的に記録しました。いずれの実験でも、コンピュータがランダムに画像を選択する前の期間である「刺激前」に、有意な結果が得られました。さらに、1 人で行った実験では、情動的な HRV 曲線と平静的な HRV 曲線の間に有意な差が見られましたが、2 人で行った実験では、さらに大きな差が見られ、2つの

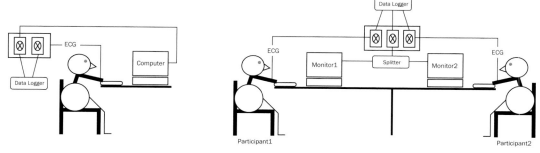

図 7.4 　単一参加者実験と共同参加者ペア実験のセットアップ

グループ間の差も有意でした。1人参加型の実験の結果は、電気生理学的な測定値、特に心拍数の変化が直観的な予知能力を示すという、私たちや他の研究者のこれまでの知見を裏付けるものでした。この結果は、イランでの実験から得られたものであり、非西洋の文脈での異文化間の裏付けとなった点で注目に値します。さらに、共同参加者ペアの結果は、非局所的な直観信号の増幅に関する新たな証拠となっています。

■ 直観を増幅させる満月効果 ■

また、私たちが開発した、刺激前の2つのセグメントを含むルーレットプロトコルの最新版を評価しました。この研究では、8回の試行で13人の参加者を対象に、個人レベルのデータ分析とグループレベルのデータ分析を行いました[252]。また、月の満ち欠けが、刺激前の反応の結果と参加者の勝率および勝額の比率に及ぼす潜在的な影響を評価しました。実験セッションの半分は満月の時期に、半分は新月の時期に実施されました。各試行では、合計3セグメントの生理学的データを評価しました。刺激前の期間、賭ける前の期間（4秒）と賭けた後の期間（12秒）、結果後の期間（6秒）がありました。参加者は、ギャンブル実験

に参加していることを告げられ、最初にスタートキットを渡され、8つのセッションごとに26回の試行を行う間に獲得した賞金を保持できることを知らされました。生理的測定としては、心拍変動（HRV）を算出するためのECGと、皮膚コンダクタンスが用いられました。

この結果から、本プロトコルは、非局所的直観の一種である刺激前反応を測定・検出するための効果的な客観的手法であることがわかりました。図7.5に示すように、刺激前の両セグメントにおいて、勝ちの反応と負けの反応の間には有意な差が見られました。

平均して、参加者が将来の結果を知る18秒前あたりから、有意な刺激前反応が検出されました。興味深いことに、刺激前の反応と参加者の勝ち負けの金額との間には、全体的に強い関係は見られませんでした。また、満月の時期には、両刺激前の期間に有意な差が見られ、より多くのお金を獲得していましたが、新月の時期には見られませんでした（図7.6）。これらの結果から、もし参加者が心臓に関連した刺激前の反応にもっと注意を払うことができていたら、賭け事の選択においてもっと良い結果が得られていただろうと考えられます。

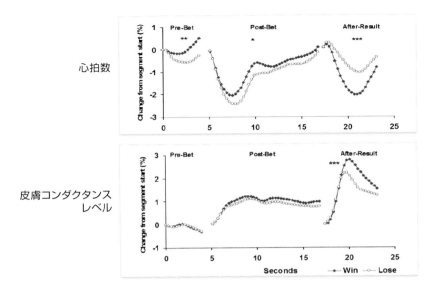

図 7.5　複数回にわたるルーレットのパラダイム研究
実験の３つのセグメント（賭ける前、賭けた後、結果が出た後）の全８回の
試行において、全 13 名の参加者の勝ち負けに対する皮膚コンダクタンスレ
ベルと HRV の勝敗波形の違いの大平均値を示します。
* = (p<0.05)、** = (p<0.01)、*** = (p<0.001)

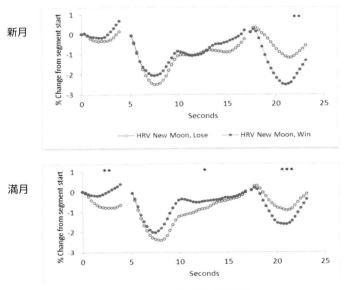

図 7.6　複数回にわたるルーレットのパラダイム研究
皮膚コンダクタンス値と HRV 勝敗波形の月齢ごとの総平均値を示しました。
HRV の勝敗波形は、満月時には賭ける前 (p < 0.01) と賭けた後 (p < 0.05)
の両方で有意な差があり、新月時には有意な差がありませんでした。
* = (p < 0.05)、** = (p < 0.01)、*** = (p < 0.001)。

■ ハートインテリジェンス ■

心臓は、生理的なコヒーレンスを生み出す中心的な役割を果たし、心臓で感じるポジティブな感情や直観と関連しているため、歴史上、さまざまな文化や宗教、精神的な伝統の見解を結びつける最も強い糸の1つが、心臓が愛、知恵、直観、勇気などの源であるという普遍的な見解であったことは驚くべきことではありません。"put your heart into it（心を込めて）"、"learn it by heart（暗記する）"、"speak from your heart（心からの言葉）"などの表現は、誰もが知っているものです。これらの表現は、心臓は生命を維持するための物理的なポンプ以上のものであるという暗黙の了解を示唆しています。このような表現は、直観的な心臓、あるいは精神的な心臓と呼ばれるものを反映しています。歴史上、人々は知恵と導きの源として、直観的な心臓（内なる声、魂、高次の力とも呼ばれる）を求めてきました。

私たちは、直観的なハートやスピリチュアルなハートという言葉は、私たちのエネルギー的なハートを指していると考えています。多くの人はこれを「高次の自己」や「高次の能力」と呼んだり、物理学者のDavid Bohm が「私たちの暗黙の秩序と分裂しない全体性」と表現したりしています [235]。私たちはこの文脈で「エネルギーシステム」という言葉を、感情、思考、直観など、私たちが直接測定したり、触ったり、見たりできない機能を指すために使っています。これらの機能は、生物学的な活動パターンと緩やかな相関関係があるものの、直接観察することができない秘密の機能です。著名な科学者の何人かは、このような機能は主に時間と空間の外側の周波数領域で動作することを提案し、それらがどのように生物学的プロセスと相互作用することができるかを支配する、いくつかの可能なメカニズムを提案しています [206, 253-259]。

本書の「心臓と脳のコミュニケーション」の章で述べたように、物理的な心臓は脳との広範な求心性接続を持ち、知覚や感情的な経験を調整することができます [5]。私たちの経験によると、物理的な心臓はエネルギー的な心臓との通信チャンネルも持っています。魂の高次の情報領域からエネルギー的な心臓を経由して心理生理学的なシステムに流れ込み、私たちの一瞬一瞬の経験や相互作用に影響を与えることができる知恵が含まれています。ハートマス研究所では、これを「ハート・インテリジェンス」（ハート知性）と呼んでいます。

ハート知性とは、思考と感情がエネルギー的なハートと同期しているときに経験する、高次の意識と直観の流れです。ハートを中心にしてまとまっているときは、より深いところにある直観的な知性の源との結びつきが強くなり、より密接に連携します。私たちは、より知的に自分の思考や感情を自己制御することができ、時間が経つにつれて、これは意識を高め、新しい内部の生理学的および心理学的なベースラインを確立します [244]。言い換えれば、感情エネルギーシステムを介して思考と脳のシステムに伝達される直観的な情報の流れが増加し、その結果、より深い内なる声とのつながりが強くなるのです。

■ 直観へのアクセス ■

ハートの直観にアクセスできる度合いは人によって異なりますが、3つのタイプの

直観には誰でもアクセスできます。思考を落ち着かせ、ハートの奥底にある感情に同調することを学ぶと、自然と直観的なつながりが生まれます。直観というと、新しい電球を発明したとか、ラスベガスで勝ったとか、そういうイメージがありますが、多くの人は、直観は日常生活の中で一瞬一瞬の選択や決断を導く、とても実用的な財産であることに気付きます。直観的な洞察は、長年蓄積された知識よりも、自分自身、他人、問題、人生についての理解を深めることが多いのです。直観は、日々の生活の中での態度、感情、行動を自己調整し、管理するのが難しい状態すなわち不必要なエネルギー消費を排除するのに特に役立ちます。直観は、自動的な反応や認識を超える能力を高めてくれます。直観は、より深い知恵、知性、バランスのとれた識別力の源から、より知的な決断を下すことを助け、意識、幸福感、そして人生経験の質を高めます。これにより、シンクロニシティが増加し、創造性や人生の流れを整える能力が高まります。また、気難しい人への対応など、厄介な状況をより簡単に処理する能力も高まり、人との調和のとれた交流やつながりを促進します。

感情や直観を含め、あらゆるものを意識して認識することは、重要なことです。目、耳、鼻、体にある感覚ニューロンは、起きているときも寝ているときも、昼夜を問わず絶えず活動しています。脳には、感覚システムが検知しているすべての事象に関する情報が絶え間なく送られてきます。もし、私たちが外部環境と内部環境の両方から入ってくるすべての情報を常に意識していたとしたら、困惑してしまうでしょう。実際には、私たちは、脳に届く情報のほとんどを完全に無視しています。入力信号が大きく、突然で、目新しいものや、感情的な反応を伴うものが私たちの注意を引き、集中させ、それらを意識するようになるのです[206]。

一方、「自発的注意」とは、自分の意識の内容や集中力の持続時間を、意識的に自己調整して決定するプロセスのことです。この自己調整能力は、エネルギーのような内的資源に依存しており、意識や行動の流れを中断して変化させるために使用されていることが、現在のエビデンスから示唆されています。この限られたエネルギーが枯渇してしまうと、自己調整の努力を重ねても、通常よりもうまくいかなくなります[261]。しかし、練習を重ねることで、自己調整能力を高め、自己管理を維持するためのエネルギー資源を増やすことができます。重要なのは、これらの練習は、新しいベースラインを確立するための鍵でもあり、いったん新しいベースラインが確立されると、自己調整の新しいパターンは自動的に行われるようになり、結果として同じエネルギー消費を必要としなくなります。

直観的な知性と内なる感覚にアクセスするための最も重要な鍵の一つは、意識に上ることのない、より微妙な感情や知覚をより深く認識することです。言い換えれば、意識的な知覚のレーダーの下にあったり、進行中の活動によってかき消されてしまう直観的なシグナルに注意を払う必要があるのです。心理・思考的な騒がしさや感情の不安定さにかき消されてしまうことがあります。自分の内なるシグナルに気づく練習をしている人たちからよく聞かれるのは、ハートが直観的な情報を次々と身体や脳に伝えているということです。しかし、多くの場合、私たちは直観的な情報のごく一部しか認識していなかったり、自分中心の願

望と一致しないために信号を認識しないことを選んでいます。

　ハートコヒーレンスを高めることと直観的な信号へのアクセスとの間に関係があることを考えると[244]、コヒーレントな状態に移行する能力は、3つのタイプの直観（暗黙知／学習、エネルギー的感受性、非局所的直観）にとって重要な要素となります。上述の研究によると、直観的な知性をより効果的に利用するには、まずコヒーレンス状態になり、心理・思考的な騒がしさや感情の不安定さを静め、感情の変化に注意を払うことで、直観的な信号を意識的に把握することが可能になります[262]。私たちは、心拍コヒーレンスが高まると、注意集中や微妙な識別を必要とするタスクのパフォーマンスが大幅に向上することを発見しました。また、心拍コヒーレンスが、刺激前の心臓から脳への求心性（上行性）信号と相関することも発見しています[244]。

　これらの信号は、パターン認識において特に顕著な直観の重要な要素であり、あらゆる種類の直観プロセスに関与していると考えられます。

　フリーズフレーム・テクニック[179,182]は、直観的な能力を高め、エネルギーの消耗を止め、視点を変え、より明確にし、問題や課題に対する革新的な解決策を見出すために考案された5段階のプロセスです。

第8章
健康領域での研究結果

「私たちの中にある自然の力こそ、病気の真の治癒者である。」－ヒポクラテス

プライマリーケア医の診療の60％～80％がストレスに関連していると推定されています[60-62]。ハートマスの簡単に習得できる心理・思考と感情の自己調整テクニックと実践は、多くの臨床の場でストレスを軽減するための効果的な戦略となります。先に述べたように、これらの意図的にシンプルなテクニックは、脳への求心性ニューロン入力の同時変化を利用して、よりコヒーレンス状態への生理的変化を素早く自己誘発することができ、その結果、つながり、調和、バランス、身体的・感情的・心理社会的な幸福感をより強く感じることができます。

ハートマスの介入は、以下のような患者の健康状態の改善を促進してきました。

- 高血圧
- 不整脈
- 自己免疫疾患
- 環境感度
- 睡眠障害
- 薬物・アルコール依存症
- 怒り
- 心不全
- 慢性疼痛
- 線維筋痛症
- 慢性疲労
- 不安障害
- うつ病
- PTSD
- ADD/ADHD
- 摂食障害

世界中のメンタルヘルスや医療分野の専門家が、ハートマスの自己調整テクニックや練習法を治療戦略に取り入れ、大きな成功を収めています。多くの臨床研究や症例報告では、患者がこれらのテクニックを使い練習することで、比較的短期間で様々な症状が大幅に軽減され、臨床状態が改善したことが報告されています。これらの結果を総合すると、このような自己調整テクニックは、簡単に習得・採用でき、迅速な改善をもたらし、高い遵守率を持ち、長期にわたって持続可能であり、幅広い年齢層や人口統計学的グループに容易に適応できることがわかります。

ハートマスの自己調整法とHRVコヒーレンスフィードバック技術を利用してストレスを軽減する介入を行うことで、健康とウェルネスの主要な指標が大幅に改善されます。たとえば、これらの自己調整法を使用すると、副交感神経の活動（HFパワー）が増加し[133]、30日間でコルチゾールが大幅に減少し、DHEAが増加することが研究で示されています（図8.1）。図に結果を示した研究では、30人の参加者にカットスルーとハートロックインの自己調整法を教え、1ヵ月間、日常生活の中で使用する練習をしました。ホルモンバランスの有意な変化は、情緒的健康の有意な改善と相

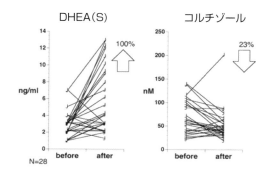

図 8.1　ハートマスの自己調整法のトレーニングを受け、1ヵ月間実践した前後でのDHEAとコルチゾールの値。その結果、平均してDHEAは100%増加し、コルチゾールは23%減少しました。

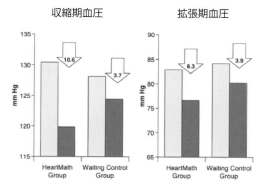

図 8.2　ハートマスグループとコントロールグループの収縮期および拡張期血圧の変化。血圧はトレーニングプログラム終了前と3ヵ月後に測定されました。トレーニングを受けたグループは、収縮期血圧で平均10.6mmHg、拡張期血圧で6.3mmHgの調整済み減少を示しました。（3ヵ月後の測定値は、ベースラインの血圧、年齢、性別、肥満度、服薬状況を調整したもの）*p < .05。

関し、ストレス、不安、燃え尽き、罪悪感の減少に加えて、思いやりと活力の増加が見られました。

■ コヒーレンスと血圧 ■

　いくつかの研究では、血圧（BP）とストレス指標の有意な低下が示されています。職場ベースのリスク低減プログラムに登録した高血圧の診断を受けた従業員は、ハートマスツールを3ヵ月間使用した後、対照群と比較して血圧の有意な低下を示しました[115]。また、参加者は、介入後、苦痛と抑うつの有意な低下を経験し、同時に仕事のパフォーマンス関連パラメーターも改善しました（図8.2）。

　トレーニングを受けたグループでは、コントロールグループの収縮期血圧3.7mmHg、拡張期血圧3.9mmHgに対して、調整後の平均値で収縮期血圧10.6mmHg、拡張期血圧6.3mmHgの減少が見られました。さらに、訓練を受けたグループの3人は、研究期間中に医師の許可を得て、血圧降下薬（降圧剤）の使用量を減らすことが

できました。このうち1名は、研究終了後に降圧剤の使用を完全に中止することができました。このように、治療群が達成した血圧の改善は、他のタイプの介入で一般的に達成される血圧の低下と比較して、注目に値します。ストレスマネジメントトレーニングによって得られた血圧の低下は、数年間継続した降圧剤治療の対照試験のメタ分析で報告された平均的な血圧の低下と同程度です。この血圧の低下は、40ポンド（約18kg）の体重減少に相当し、例えば、減塩食や運動トレーニングで見られる平均的な減少の2倍の大きさです[263-265]。

　高血圧患者を対象とした別の研究では、HRV（心拍変動）コヒーレンスを高める技術を使用した人は、平均血圧が10mmHgも急速に低下したことがわかりました。この研究は、62人の高血圧患者を3つのグループに分け、無作為化対照デザインで行われました（グループ1の参加者は、高血圧症の薬を服用しており、クイッ

ク・コヒーレンスの自己調整法を教え、心拍変動（HRV）コヒーレンス・トレーニング装置を使用しました。グループ2のメンバーは、まだ薬を服用しておらず、クイック・コヒーレンス・テクニックのトレーニングを受けました。グループ3のメンバーは、高血圧症の薬を服用しており、クイック・コヒーレンス・テクニックは使用しませんでしたが、代わりにリラックス法が指導されました）。ANCOVA（共分散分析）を行って、3つの異なる介入方法の血圧低下効果を比較しました。クイック・コヒーレンス自己調整法とHRVコヒーレンス・トレーニング・デバイスを使用した2つのグループは、投薬・リラックス法のみのグループと比較して、収縮期血圧と平均動脈圧（平均血圧）が有意に大きく低下しました。血圧の低下が最も大きかったのは、薬物療法とHRVコヒーレンス装置および自己調整法の使用を組み合わせた場合でした。意外なことに、薬を服用していないグループは、薬／リラックス法のグループよりも大きな低下が見られました（図8.3）[113]。

■ 矯正官の健康リスク低減 ■

職場でのストレスが高いカリフォルニア州の矯正官88名を対象とした研究では、相対的な健康リスク、年齢、性別で層別し、実験群と対照群に無作為に割り付けられました[266]。実験群は、連続する2日間にわたって行われたストレスおよび健康リスク軽減プログラムに参加しました。

このプログラムでは、健康リスク要因についての説明と、ハートマスの自己調整トレーニングが行われました。この学習と実践は、HRVコヒーレンスのフィードバックによって強化されました。実験グループの生理的変化としては、総コレステロール値、LDLコレステロール値、総コレステロール／HDL比、空腹時血糖値、平均心

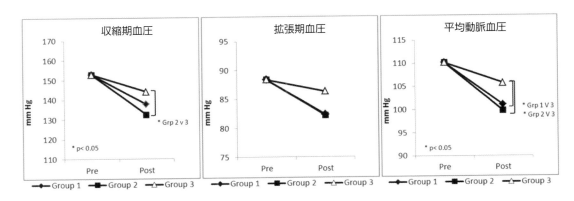

図 8.3　3つのグループの収縮期血圧、拡張期血圧、平均動脈血圧の介入前と介入後の変化を示します。クイック・コヒーレンス自己調整法とHRVコヒーレンス・トレーニング機器の使用は、介入を行った2つのグループにおいて、薬物療法・リラクゼーション技法のみのグループと比較して、収縮期血圧と平均動脈圧（平均血圧）の有意な低下と関連していました。血圧の低下が最も大きかったのは、薬物療法とHRV装置と自己調整法を用いた介入の組み合わせでした。

拍数、平均動脈圧、収縮期血圧と拡張期血圧が有意に低下しました（図8.4）。

心理的な変化としては、全体的な心理的苦痛、怒り、疲労、敵意、対人感受性、焦り、グローバルなタイプA行動が有意に減少し、感謝の気持ちや前向きな見通しが増加しました。また、プログラム終了後には、生産性、モチベーション、目標の明確さ、上司のサポート感など、組織に関連する主要な指標にも改善が見られました。最後に、詳細な分析を行って、参加者の健康リスク要因が減少した結果、組織にもたらされると思われる医療費の節約額を算出しました。この分析によると、本研究で達成された健康リスク要因の削減は、従業員1人当たり年間平均1179ドル（約13万円）の

医療費削減につながると予測されました。

■ 医療費の削減 ■

アメリカの改革派教会（RCA）は、平均より高い健康保険請求の主な原因として、聖職者のストレスを指摘していました。牧師たちは全米に散らばっていたため、参加者がストレスを管理し、生理的回復力を高めるために、ハートマス認定メンターの少人数チームが6回の電話セッションで介入を行いました。この研究では、313人の参加者を2つのグループに分け、149人には携帯型のemWaveの使い方や自己調整法の練習などを含む電話によるハートマスプログラムを提供し、164人には電話ベー

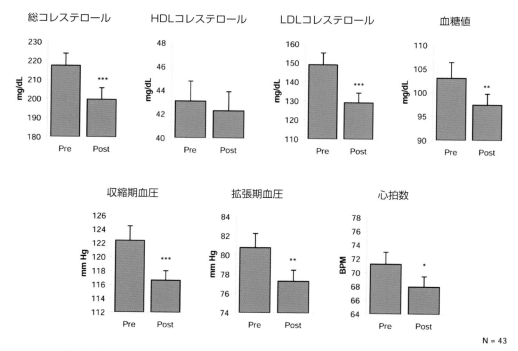

図8.4　介入プログラムの実施前と3ヵ月後に測定された実験グループの生理的変数を棒グラフで示しています。このグループでは、介入後、総コレステロール、LDLコレステロール、血糖値、収縮期および拡張期血圧、心拍数が有意に低下しました。*p < 0.05、**p < 0.01、***p < 0.001.

スのライフスタイル管理プログラムを提供しました。すべての参加者は、2007年の初めと2008年の初めに、健康リスク評価とハートマス・ストレス・ウェルビーイング調査を行いました。その結果、健康状態、ストレス管理、回復力、感情的な活力が、生活習慣管理グループと比較して、ハートマスグループで有意に改善されました。その年の保険金請求データの分析では、ハートマスプログラムに参加した牧師たちと対照群を比較しました。調整後の医療費は、ハートマス参加者では3.8％削減されたのに対し、対照群では9.0％増加した。調整後の薬剤費は、ハートマス参加者では7.9％増加し、対照群では13.3％増加。このプログラムによる2008年の節約額は、参加者1人当たり585ドル（約6万円）で、投資収益率は1.95：1でした。詳細な医療費分析では、コスト削減効果の高いカテゴリーとして、ストレスの軽減に敏感であることが予想される本態性高血圧症が挙げられました[112]。

メタボリックシンドローム

電力会社のライン作業員とオンライン旅行会社の従業員を対象とした2つの職場でのパイロット研究では、数多くの重要な健康上の成果が得られました。これらの研究では、ハートマスの自己調整技法とHRVコヒーレンス・フィードバックを組み合わせて、ストレスとメタボリックシンドロームの危険因子を低減することに焦点を当てました。どちらの研究でも、組織的ストレス（生活上のプレッシャー、人間関係の緊張、仕事上のストレス）、感情的ストレス（不安、抑うつ、怒り）、ストレス症状（疲労、不眠、頭痛など）が有意に軽減され、

感情的な活力が有意に増加しました。また、両研究ともに、メタボリックシンドロームと判定された被験者の数が減少しました。電力会社のコホート研究では、総コレステロールとLDLコレステロールが有意に減少し、オンライン旅行会社のコホート研究では、収縮期と拡張期の両方の血圧とトリグリセリドが有意に減少しました（未発表データ）。

喘息・肺機能

コヒーレンス・トレーニングが短期的および長期的な血圧低下に有効なアプローチである理由の1つは、圧反射の活動増加であると考えられます。心理学者のPaul Lehrerは、HRVフィードバックを使用して、彼が「共鳴」と呼ぶ生理的なコヒーレンスの状態を促進すると、呼吸器や心血管の変化とは無関係に、圧受容器の活動が持続的に増加することを示しました。喘息患者を対象とした大規模な対照研究では、HRV共鳴トレーニングを使用した患者は、肺機能が改善し、症状が軽減し、喘息の増悪が起こらず、ステロイド薬を減らすことができました[267]。他の研究では、Lehrerは、高齢者はHRVが低いにもかかわらず、高齢者でも若年者でも肺機能が改善することを実証しました[183]。また、HRVバイオフィードバック・トレーニングでは改善が見られるが、リラックスした呼吸や筋緊張の緩和では改善が見られないことを示しています[268]。さらに、Lehrerによると、対照研究では、多発性の原因不明の症状とうつ病[270]の患者に改善が見られ、線維筋痛症[271]や大うつ病の患者にも改善が見られたとのことです[272]。

■ うっ血性心不全 ■
(Congestive Heart Failure:CHF)

スタンフォード大学で、クラス I 〜 III のうっ血性心不全（CHF）を有する高齢者患者の QOL と機能的能力に対するハートマス自己調節法訓練の効果を評価する研究が実施されました [192]。多民族の患者 33 人（平均年齢 66 ± 9 歳）が、治療群または待機対照群に無作為に割り付けられました。介入は 10 週間にわたって週 8 回のセッションで行われました。知覚ストレス、情緒的苦痛、6 分間歩行、抑うつ状態で有意な改善が認められ、その他の心理社会的尺度でも肯定的な傾向が認められました。研究者らは、CHF 患者は非常に意欲的に

参加しており、本研究ではハートマスの手法が CHF 患者にとって実行可能で効果的な介入であることを示唆していると指摘しています。本研究の有望な結果を受けて、より大規模な対象試験を実施し、心理社会的および機能的な改善を確認し、生理学的なリハビリテーションへの影響をさらに検討する必要があります（図 8.5-8.7）。

■ 糖尿病 ■

糖尿病患者を対象とした研究では、自己調整法の導入により、全体的な生活の質と血糖値の調整が改善され、それは自己調整法の使用と相関していました [273]。1 型または 2 型糖尿病の患者 22 名が 2 日間のトレーニングに参加しました。ヘモグロビン

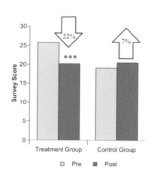

図 8.5　ストレスの軽減
ハートマストレーニングプログラムを受けたうっ血性心不全患者のストレスが減少しました。介入後、治療群ではストレスが 22％低下したのに対し、対照群では 3 ヵ月の研究期間中に 7 7％上昇しました。（知覚的ストレス尺度）＊＊＊p ＜ 0.001。

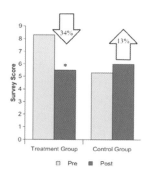

図 8.6　うつ病の軽減
ハートマストレーニングプログラムを受けたうっ血性心不全患者において 研究期間中、治療群ではうつ症状が 34％減少したのに対し、対照群では 13％増加しました。（老年期うつ病評価尺度）＊p ＜ 0.05。

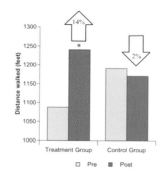

図 8.7　心筋梗塞患者の機能的能力の改善
うっ血性心不全の患者にハートマスプログラムを実施したところ、6 分間歩行のパフォーマンスで測定された機能的能力は、治療グループでは 14％増加したのに対し、対照グループでは 2％減少しました。治療グループの参加者は、テスト前に比べてテスト後には、6 分間で平均 153 フィート（約 46m）多く歩くことができました。
＊p ＜ .05.

A1c、コレステロールとトリグリセリド、血圧に加えて、トレーニング前とトレーニング後6ヵ月間のストレス、心理状態、生活の質を評価しました。その結果、不安、抑うつ、怒り、苦痛などの心理的症状や否定的感情が有意に減少し、安らぎ、社会的支援、活力が有意に増加するとともに、身体症状、不眠、疲労が減少しました。

また、参加者は日常生活のストレス要因に対する感受性が低下し、生活の質が大幅に向上しました（図8.8、8.9）。回帰分析の結果、2型糖尿病患者におけるプログラムで学んだ技術の自己申告による実践とHbA1c値の変化との間に有意な関係が認められ、実践回数が多いほどHbA1c値の低下が認められました。

コヒーレンスと認知機能の改善

いくつかの研究では、心拍コヒーレンスのレベルが上がると、認知能力が有意に向上することが示されています[5、108、109]。識別と反応時間の実験や、記憶や学業成績など、より複雑な認知機能の領域で有意な結果が観察されています。認知機能や情動機能の健康面では、ストレス、抑うつ、不安、怒り、敵意、燃え尽き症候群、疲労が有意に減少し、思いやり、満足感、感謝、安らぎ、抵抗感、活力が増加することが、さまざまな集団で測定されています[275-280]。

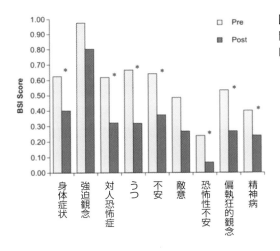

図8.8　糖尿病患者は、ハートマスの介入を6ヵ月間実践した後、多数の心理的症状（Brief Symptom Inventory）の有意な減少を示しました。*p < .05.

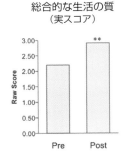
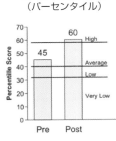

図8.9　左のグラフは、ハートマスプログラムの3週間前と6ヵ月後のQOLインベントリで測定された全体的な生活の質の平均スコアの有意な増加を示しています。右のグラフは、標準データと比較した研究参加者の平均総合的な生活の質のパーセンタイルスコアをプロットしたものです。介入プログラムの前は、被験者の平均パーセンタイルスコアは平均値の下限付近であったのに対し、プログラムの6ヵ月後には高値圏に移行していました。**p< .01.

■ 注意欠陥多動性障害 ■
（ADHD)

ADHD は、小児の行動学的疾患として最も一般的に研究・診断されている疾患で、世界の子どもたちの3～5％が罹患していると推定されています。ADHD を治療せずに放置しておくと、学業不振、対人関係の悪化、不安、抑うつ、犯罪行為のリスク増加などにつながります。特に懸念されるのは、ADHD を持つ青年の精神的健康問題のリスクが高まることです。

イギリスのリバプールで、ADHD と診断された9歳から13歳までの子ども38人を対象に、ハートマスの自己調整法の効果を評価するため、無作為化盲検プラセボ対照試験が実施されました。この技術の習得には、HRV コヒーレンス・フィードバック・トレーニングが用いられました。プラセボ

対照群は、6週間にわたり、毎日20分間の学習アシスタントとの1対1のセッションで構成されました。このセッションでは、子どもたちは自由にレゴのブロックを使って好きなモデルを作ることができました。認知機能は、介入前と6週間後に、注意力、集中力、警戒心、短期記憶（ワーキングメモリ）、長期記憶（エピソードメモリ）に関するコンピュータベースの総合テストを用いて評価されました。また、副次的な評価として、「コナーズの教師評価尺度」と「長所と困難に関する質問表」を子どもと教師の両方に記入してもらいました。介入後の測定値を収集した後、対照群にも同じハートマスの自己調整法のプログラムを提供しました。参加者は、遅発性単語想起、即時性単語想起、単語認識など、エピソード性二次言語記憶のさまざまな側面で有意な改善を示しました（図8.10）。また、行動面でも有意な改善が見られた。この結果から、この介入は ADHD の子どもの認知機能と行動を改善するためのプログラムであることが示唆されました[108]。

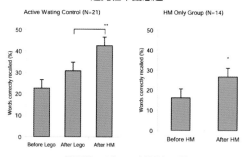

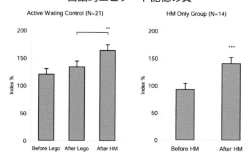

図 8.10　ADHD の子どもたち
ハートマスグループの ADHD の子どもたちは、エピソード記憶と長期記憶の全体的な質が有意に向上しました。プラシーボ対照群（レゴ遊び）では、同じ期間にわずかな改善が見られましたが、有意ではありませんでした。対照群では、ハートマスのスキルを学んで実践した後、同様に有意な改善が見られました。言語的エピソード記憶の質は、認知機能テストの精度評価から構成される複合指標です。*p<0.05、** p<0.01、*** p<0.01.

子どもの
メンタルヘルスの改善

マケドニアのスコピエにある小児科外来診療所の精神生理学部門が実施した研究では、小児の一般的な精神疾患の治療におけるHRVコヒーレンストレーニングとハートマス自己調整法の効果が評価されました[281]。

次の6つのグループの子どもたちを評価しました：

a）不安恐怖症の症状を持つ子ども
N=15、平均年齢12.5 ± 2.25歳

b）身体表現性の問題を持つ子ども
N=15、平均年齢10.92 ± 2.06歳

c）強迫症状（OCD）を持つ子ども
N= 7人、平均年齢14.5 ± 2.20歳

d）ADHDを持つ子ども
N=10人、平均年齢10.5 ± 1.80歳

e）行動障害（CD）を持つ子ども
N=12人、平均年齢11.5 ± 1.52歳

f）対照群
N=15人、平均年齢10.18 ± 1.33歳

診察を受けた子どもたち（N = 74）の年齢はすべて同じでした。診断はICD-10分類に基づいて、小児科医、心理生理学者、臨床心理士、小児神経科医からなるチームが行いました。すべての子どもたちは、スコピエの小児科クリニックの外来患者でした。評価方法としては、両親と子どもへのインタビュー、アイゼンク性格質問票（EPQ）による心理評価を行い、外向性／内向性、神経症的傾向／安定性、精神病理学的特性／正常行動、自制心／嘘の尺度という4つの主要な心理的性格特性を判別しました。

バイオフィードバック機器としては、ハートマス社のHRVコヒーレンス・トレーニング・システム（Freeze-Framer、現在はemWave Pro）が、自己調整のテクニックを強化するために使用されました。それぞれの患者は、静かな部屋で快適な椅子に座り、施術者と一緒に過ごしました。患者は、心臓に焦点を当てたリズミカルな呼吸を含む自己調整法を実践し、ポジティブな感情を活性化するように指示されました。最初の評価の後、15回のトレーニングセッションが行われました。すべてのセッションの所要時間は約16分で、被験者の心拍数に応じて制御される2つのゲーム（牧草地と気球）を行いました。

その結果を統計的に精査しました。全グループの最初と最後のセッションについてはANOVA（分散分析）、グループ間の差についてはStudent t-testを用いました。一般的に、精神衛生上の問題を抱えるすべての子どもたちは、ベースライン時のコントロールグループと比較して、外向性のスコアが低く、神経症のスコアが高い傾向にありました。この所見は、バイオフィードバックモダリティの選択において重要であると考えられます。つまり、いわゆる「内なる興奮」を示す内向的な性格の人には、周辺バイオフィードバック・モダリティの適用がより良い選択であると考えられました。そこで、本研究では、HRVコヒーレンスに基づくバイオフィードバックを選択しました。

結果分析では、強迫性障害、行動障害、不安症において、最初のセッションと最後のセッションの間で、心拍数が有意に低下したことがわかりました。これは、ADHDグループを除くほとんどの子どもたちが、トレーニングによって心拍数を下げることができるようになったことを意味

しています。不安群では、HRV コヒーレンス スコアが上昇するなど、HRV に関する非常に良い結果が得られました。身体表現性の問題を抱える子供たちでは、HRV パラメータ（VLF、LF、HF パワー）にも有意な増加が見られました。OCD グループの HRV の変化も、すべての HRV 測定項目で有意な増加が見られ、これは重要な臨床結果と考えられました。ADHD の子どもたちでは、HRV の増加は見られませんでした。コヒーレンススコアは、すべてのグループのすべてのトレーニングセッションで上昇しましたが、最も上昇したのは、行動障害グループで、次いで一般不安グループでした（それぞれ 32.5 と 30）。また、強迫性障害群と身体表現性障害群でも有意な改善が見られました。HRV トレーニングは、特に、行動障害や不安恐怖症の子供、強迫性障害や身体表現性障害の子供に対して、臨床結果と比較して非常に良い結果を示しました。

　総じて、著者らは、バイオフィードバック手法としての HRV コヒーレンストレーニングは、特に一般的な精神衛生上の問題を抱える内向的な子供たちにとって、非侵襲的な良い選択肢となり得ること、また、このアプローチは費用対効果が高いと結論しています。このトレーニングに含まれるゲームは、子どもたちにとって非常に魅力的なものです。

■ コヒーレンストレーニングは記憶力を向上させる

　ロンドンの Keith Wesnes 氏が行った研究では、18 名の健康な成人参加者（女性 6 名、男性 12 名、年齢 20 〜 53 歳、平均 32 歳）を募集し、ハートマスの自己調整スキルと HRV コヒーレンスのトレーニングが認知能力に及ぼす長期的な影響の可能性を評価しました[282]。

　認知機能は、介入前と 7 週間後に、注意力、集中力、警戒心、短期記憶（作業記憶）、長期記憶（エピソード記憶）に関するコンピュータベースの総合的なテストを用いて評価しました。参加者の心電図は 10 分間記録され、HRV とコヒーレンスの分析が行われました。さらに、参加者は、落ち着きと覚醒度を測定する短い自己記入式の質問票に記入。ベースラインの収集後、参加者はトレーニング プログラムに参加し、フリーズフレーム、ハートロックイン、コヒーレントコミュニケーションの技法と、HRV コヒーレンスフィードバックシステム（Freeze-Framer、現在は emWave Pro と呼ばれている）の使用方法を学びました。また、ストレスや感情の乱れを感じたときには、フリーズフレーム法を、そしてハートロックイン法を週に 3 回・10 分以上使用することが求められました。さらに、他人と会話する際には、「コヒーレント・コミュニケーション・テクニック」を実践するよう求められました。7 週間後、被験者はベースラインデータ収集時とまったく同じプロトコルを用いて同じ測定を行いました。

　認知機能テストの前後の分析結果では、エピソード記憶（長期記憶）の質が有意に向上（p=0.0049）し、ワーキング記憶（短期記憶）の質がわずかに有意に向上（p=0.078）しました（図 8.11）。注意を払う能力と記憶から情報を取り出す速さを反映した複合スコアには正の傾向が見られました。しかし、これらの指標の改善は、統計的に有意ではありませんでした。アンケートデータを分析したところ、研究

参加者は研究開始時よりも研究終了時のほうが、有意に落ち着いていると答えました（t-test 2.44、p<0.05）。この結果は、植物性医薬品の記憶増強剤（イチョウ葉と高麗人参の組み合わせ）が健康なボランティアの記憶力に及ぼす影響を調べた14週間の大規模臨床試験で得られた記憶力の質の改善よりも、その大きさが有意に高かったとWesnes博士が報告している点で注目に値します。

HRV解析では、標準的な時間領域および周波数領域のHRV測定値とコヒーレンスレベルが計算されました。ベースラインでの測定との関連では、介入後、参加者に認知機能評価を実施する前に、心拍リズムのコヒーレンスが有意に増加していることが観察されました（p<0.001）。図8.12に、介入前と介入後の違いを示すグループの平均HRVパワースペクトルを示します。0.1ヘルツの周波数範囲でパワーが増加していることは、心拍リズムのコヒーレンスが顕著に増加していることを示しており、プログラムで学んだツールの使用を特別に指示されていないにもかかわらず、このような傾向が見られました。

エピソード記憶の質と自己評価の落ち着きにおける観察された前後の変化を説明するために、さらに2つのステップワイズ多重回帰分析を行いました。それぞれの分析に含まれた10個の独立変数のうち、コヒーレンスの向上は、ステップワイズ分析に入るための基準を満たすのに十分な統計的検出力を持つ唯一の変数でした。

その結果、コヒーレンスの変化は、観察されたエピソード記憶と落ち着きの変化にかなり強く関連していることがわかりました。コヒーレンスは、長期記憶の改善の分散の21%、落ち着きの増加の報告の分散の42%を占めていました[5]。

自己調節、PTSD慢性疼痛と脳障害

コヒーレンスを高めることは、健康全般に良い影響を与えると言われていますが、ストレスの多い人たちに特化した研究結果

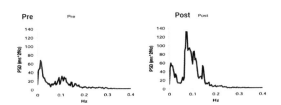

図 8.12　被験者が認知パフォーマンス評価を完了する前に記録した10分間の心電図から算出したグループ平均のHRVパワー スペクトル。左側のグラフは、ハートマス自己調整法のトレーニングを受ける前のHRVパワースペクトルの平均値を示し、右側のグラフは、7週間にわたってテクニックを学び、実践した後のパワースペクトルの平均値を示しています。0.1Hz付近のパワーが増加していることに注目してください。これは、心拍のコヒーレンスが顕著に増加していることを示しています。この変化は、記録後にテクニックを使うよう特に指示されなかったことから、特に注目されます。

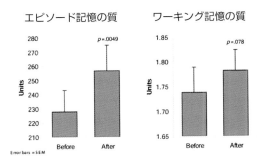

図 8.11　ハートマスのコヒーレンス構築ツールを7週間練習した後のエピソード記憶の質（長期記憶）とワーキング記憶の質（短期記憶）の平均的な改善。

もあります。米国サウスカロライナ州コロンビアにある William Jennings Bryan Dorn Veterans Affairs Medical Center で行われた、PTSD と診断されたイラク帰りの兵士を対象とした研究では、比較的短時間の心臓コヒーレンス トレーニングとクイックコヒーレンステクニックの実践により、自己調整能力が大幅に向上し、幅広い認知機能が大幅に改善され、これらは心臓コヒーレンスの向上と相関していました。また、この研究では、PTSD と診断された人の安静時の HRV データは、PTSD ではない対照群に比べて、HRV のレベルが低く、コヒーレンスのレベルも低いことがわかりました。図8.13 は、認知機能の測定値の変化を示しており、図8.14 は、ある被験者の HRV 波形とパワースペクトルの典型的な変化の例です [109]。

重度の脳損傷を受けた患者を対象とした研究では、感情の自己制御トレーニングと HRV コヒーレンスフィードバックを組み合わせることで、コヒーレンスが有意に高くなり、注意力のスコアが向上することがわかりました。さらに、参加者の感情コントロールに対する家族の評価は、HRV 指標の改善と相関していました [283]。

慢性疼痛を抱える帰還兵を対象とした研究では、治療群と対照群の両方について、HRV、HRV 変数、心臓コヒーレンス、知覚された痛み、ストレス、ネガティブな感情、身体活動の制限について、事前と事後の測定を行いました。治療群は、呼吸をコントロールし、ポジティブまたはニュートラルな感情を自分で誘導することを組み込んだ「クイック・コヒーレンス」という自己調整法と、HRV コヒーレンス・フィードバック・デバイスの指導を受けました。この手法は、週4回のバイオフィードバック・トレーニング・セッションで実践され、トレーニング後には痛み、ストレス、HRV の評価が行われました。対照群は、最初の評価から4週間後に、追跡評価のためにラボに戻ってきました。治療群では、痛みの評価（36％）、ストレスの認識（16％）、否定的な感情（49％）、身体活動の制限（42％）の有意な減少とともに、コヒーレンスの顕著かつ統計的に有意な増加が見られました [284]。

オランダの大学病院リハビリテーションセンターの疼痛外来で行われた別の研究では、慢性的で非特異的な腰痛を持つ患者を対象としたバックスクール（BS）プログラムに、ハートマスの自己調整と HRV コヒーレンスのトレーニングを追加することの効果を検証し、治療効果のモデレーターの可能性を探りました [285]。副次的な目的は、退院時の HRV コヒーレンスと痛み、障害、健康感との関係を検証することでした。コヒーレンス・スコアの変化が大きいほど、痛み、障害、健康感の変化と関連するという仮説が立てられました。

本研究では、慢性的で非特異的な腰痛を持つ 170 名の患者が登録されました。このうち、89 名は標準的なバックスクール（BS）プログラムに、81 名は BS とハートコヒーレンス・トレーニング（BS+HCT）に割り当てられました。組み入れ基準は：少なくとも3ヵ月以上続く非特異的な腰痛で、年齢が 18 歳以上。除外基準は：精神的原因（主な精神疾患など）や身体的原因（心疾患や肺疾患、心臓病治療薬の使用など）、またはそれらの治療を受けていることでした。リハビリテーション医が各参加者の参加を承認しました。

治療前のベースライン評価（T0）および退院時（T1）に、患者は人口統計、疼

心拍コヒーレンス・トレーニングが戦闘帰還兵の PTSD の認知機能に及ぼす影響

(J. Ginsberg .et.al., 2008)

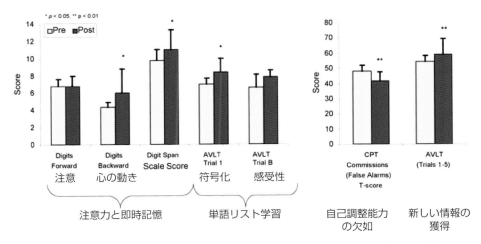

図 8.13　帰国したばかりの PTSD の退役軍人が、自己調整法「クイックコヒーレンス」を学び、emWave Pro を使用して心拍コヒーレンスのフィードバックトレーニングを受けたところ、認知機能のさまざまな測定値が改善しました。認知機能の改善は、心拍コヒーレンスおよび全体的な HRV の増加と同時に見られました。* p < 0.05; ** p < 0.01。

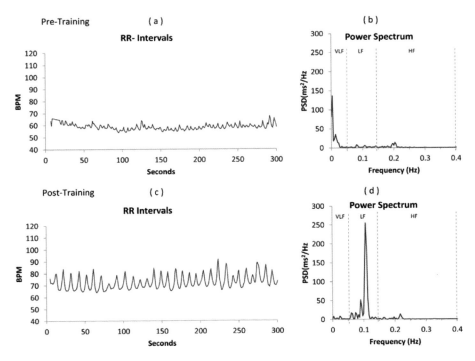

図 8.14　参加者の HRV とパワースペクトルの典型的な例：(a) トレーニング前の HRV 波の記録。(b) HRV のパワースペクトル。(c) コヒーレンスフィードバック トレーニング後の HRV の記録。(d) パワースペクトル。

痛障害指数（PDI）、ローランド・モリス障害質問票（Roland Morris Disability Questionnaire：RMDQ）、数値評価尺度（Numeric Rating Scale：NRS pain）および RAND 36 を含む包括的な質問票に記入しました。HCT の評価は、HCT 前と退院時に 5 分間の HRV 評価を用いて、標準化された検査手順で行いました。

バックスクールプログラムは、経験豊富な理学療法士が個人的に行いました。このプログラムは、身体能力の向上や人間工学などの身体的側面と、認知行動療法や受容に基づくアプローチなどの行動的側面に焦点を当てています。期間は 12 週間で、週に 2 回、カーディオ・フィットネスの環境で、BS 群では合計 24 時間のトレーニングを行いました。

ハートコヒーレンスと自己調整法のトレーニングは、週 1 回 1 時間の個人的な設定で、合計 6 回行われました。患者はセラピーの場でトレーニングを受け、自宅でもテクニックを使って練習しました。BS-HCT は、ハートマス研究所による標準化された認定プログラムプロトコル（HeartMath Interventions Program）に沿って行われました。BS-HCT の最初のセッションでは、基本的な自己調整技術の習得に重点が置かれました。基本的な技術を習得した後、患者は痛みを含む個々のネガティブな感情や情動に焦点を当ててストレス要因にさらされました。

両群とも、NRS 疼痛、RMDQ、PDI、およびランド 36 サブスケールのほとんどで有意な改善がみられた。身体機能については、BS+HCT 群が BS のみの群よりも有意に改善しました（p=0.02）。ハートコヒーレンススコアの上昇と、PDI の疼痛スコアおよび RMDQ の障害スコアの低下と

の間には、有意な相関関係（r=0.39 および r=0.48）が認められましたが、他の変数との相関関係は認められませんでした。BS-HCT の提供は、BS のみのプログラムよりも身体機能に効果的でした。

■ 介護者のための自己調整 ■

近年、ストレスに関する研究では、専門職の介護者に焦点を当てた研究が増えています。専門家は、日々の仕事によるストレスの多さによって引き起こされる精神的・肉体的な疲労状態を定義するために、バーンアウト（燃え尽き）と呼んでいます。この研究は、認知症介護など、サービスの需要が高い分野で展開されてきました。認知症は進行性の神経変性疾患で介護が長期に及ぶため、専門職と家族構成員の介護者の両方にとって、慢性的なストレス状況にさらされるリスクは非常に高くなります[286]。多くの研究では、専門職のストレスが精神的にも肉体的にも疲弊し、チームや家族のコミュニケーションの問題を引き起こし、本人の一般的な福祉に影響を及ぼす結果が示されています[287]。日常業務の課題に効果的に対応できるように介護者の能力を向上させることは、ストレスが少なく健康的な労働者が得られるため、施設にとってだけでなく、介護を受ける人にとっても価値があります[288]。

スペインの異なる都市にある 3 つの長期滞在型老人ホームで実施された研究では、認知症の高齢者患者の看護専門家と家族介護者のグループを対象に、ハートマスの自己調節技術と emWave PSR（現在は emWave2 と呼ばれている）を用いたハートコヒーレンス・トレーニングに基づくストレスマネジメントを導入した結果が調査

されました[289]。この研究の実施の指針となった概念的看護モデルは、Jean Watsonのヒューマンケア理論でした[290]。

　参加者には42名の専門職（67.9％が認定看護助手）と32名の家族介護者が含まれていました。除外基準は、研修内容を理解できない感覚障害または認知障害のある被験者のみでした。年齢、性別、職業、教育レベル、病歴、薬物使用、介護年数、認知症の程度など介護対象者に関する情報など、多くの社会・人口統計学的変数を収集しました。

　専門的介護者のストレスと燃え尽きの程度は、マスラッシュ・バーンアウト・インベントリ（MBI）で評価しました。家族介護者については、過負荷を評価するために使用した尺度は、有効性が確認されたスペイン語版の Zarit Burden Inventory（ザリット重荷目録）であり、これは人が経験している過負荷のレベルを反映しています。ハートコヒーレンスの測定には、emWave Pro を使用して、安静時およびリラックスした状態でのトレーニング前および3ヵ月後の参加者のコヒーレンスレベルを評価しました。さらに、ワークショップの終了時には、参加者がストレスと過負荷に関するアンケートに記入し、ハートコヒーレンスの測定値を得ました。

　セルフコントロールスキル研修は、専門職と家族介護者の区別なく、10名のグループに分かれてワークショップ形式で実施しました。ワークショップは週1回1時間のセッションで、3ヵ月間にわたって実施されました。ワークショップの80％以上に参加した人だけを分析に含めました。訓練の3ヵ月後に専門職の介護者を対象としたANOVA分析の結果、感情的疲弊とパフォーマンスの改善に関するMBI尺度の

有意な減少が認められました。脱人格化尺度には有意な変化はありませんでした。家族介護者群では、Zarit尺度の結果は、ボンフェローニ補正を行っても統計的には確認されませんでした（p=0.04）。家族介護者の注目すべき所見は、高血圧（43.7％）、不眠（28.7％）、不安（31.8％）の割合が高く、それぞれが日常的に少なくとも1つの薬を服用しなければならないことでした。専門職では、睡眠障害（27.8％）、肉体的な慢性疲労（47.6％）でした。ハートコヒーレンススコアについては、ベースライン時には全参加者の58.7％（n=71）で低く出ました。評価後には、86.4％の参加者が高コヒーレンスであり、ベースライン値よりも有意に増加していました。

　著者らは、本研究の主な目的は、認知症の専門家や介護者のグループを対象に、心理的コントロールを高め、ハートコヒーレンスを高めることで、ストレスや過負荷のレベルを下げることであると結論づけました。その結果、介入は主目的を達成したことが示唆されました。

■医師のストレス軽減

　医師は、その職務と環境の性質上、仕事に関連したストレスを経験することが多く、それが燃え尽き症候群、うつ病、薬物乱用、さらには職務遂行能力の低下につながることがあります。これらは、医療不信、患者や他のスタッフに対する注意力や思いやりの低下によって示されることがあります。医師のウェルネスは、患者ケアの質との関連性がますます高まっていますが、医師が自己のウェルネスに注意を払うことは重要視されていません。

　カルガリー大学のJane Lemarie氏らが、さまざまな診療科の医師40名（男性23名、

女性17名）を対象に実施した無作為化対照研究では、HRV コヒーレンストレーニング（emWave2）をサポートしたハートマス自己調整スキルトレーニングの、医師のストレス軽減に対する有効性が評価されました[291]。介入グループの参加者には、HRV コヒーレンストレーニング機器が渡され、その使用方法が指導されました。また、「クイックコヒーレンス」という自己調整法を学ぶための個人トレーニングセッションに参加し、研究期間中に HRV 機器を1日3回以上、5分間使用するように指示されました。研究助手は、介入グループの各参加者と週に2回連絡を取り、ストレス、心拍数、血圧、総合的な健康状態を測定して、ストレス管理法の使用に対する能動性を記録するとともに、emWave Pro システムを使って3分間の HRV セッションを記録しました。対照群の参加者には、地方の医師によるウェルネス支援プログラムを説明したパンフレットを配布し、週に2回、研究助手が連絡を取り、ストレス、心拍数、血圧、総合的な幸福度を測定しました。

主要評価項目である「ストレス」は、研究チームが開発した多項目の尺度を用いて評価しました。この尺度は、ストレスに関するグローバルな認識を測定するとともに、医師に特に関連する職業特有のストレスを捉えています。調査には、知覚的ストレス尺度の15項目と、不安、怒り、ストレスによる身体的症状、仕事上の時間的プレッシャーに関する個人的・組織的品質評価法（POQA-R）の25項目が含まれています。最終的な40項目の尺度は、確認的共通因子分析によって評価されました。介入前のデータは、28日後と56日後に収集したデータと比較しました。

28日目のデータを分析したところ、ストレススコアの平均値は、インターベンション群では有意に低下しましたが（変化量 -14.7、標準偏差［SD］23.8、p=0.013）、コントロール群では低下しませんでした（変化量 -2.2、SD8.4、p=0.30）。両群間の平均スコア変化の差は12.5（p=0.048）でした。介入群の平均ストレススコアの低下は、試験開始から56日目まで維持されました。28日目の評価の後、対照群は同じ介入を受け、56日目には平均ストレススコアが有意に低下しました（変化量 -8.5、SD7.6、p< 0.001）。

著者らは、HRV コヒーレンス・トレーニングと自己調整法の実践は、医師にとって簡単で効果的なストレス低減戦略となり得ると結論づけています。

■医療ミスの減少

また、複数の店舗で220人の薬剤師を雇用している店内薬局を持つ大手小売店チェーンを対象に行われた研究では、店舗の場所に応じて40％から71％の医療ミスの減少が見られました[292]。

第9章
教育における研究結果

　幼い頃に感情やストレスを自己調整することを学ぶことで得られる大きなメリットが明らかになりつつあります。　今日の急速に変化する社会では、若い年齢でも優秀な成績を収めなければならないというプレッシャーが高まっています。さらに家庭生活の中でもかなり大きなストレスを経験しており、10 年前の同年代の子供たちよりもはるかに大きな責任と精神的負担を背負っています。その多くは、親が家にいることがほとんどなく、自分や弟や妹の世話をする責任をほとんど自分で抱えている、余裕のない家族や家庭の一員です。これらの子供たちの大半は、学校での快適さや安全をほとんど感じません。いじめや暴力の犠牲者になることを恐れ、セックスや、ドラッグやアルコールの摂取を強要されるようなプレッシャーを感じることがよくあります。最近、学校での極端な暴力事件に関するメディア報道の増加により、子供の情緒的健康の悪化に対する一般の認識が高まり、これらの問題のより効果的な解決策の必要性が強調されています。

　「私たちは学校で、読み書き、コンピュータ、何であれ、練習が有効性に先行すると教育されています。私たちは、家族のバランスを保つために必要なケア、思いやり、感謝、愛情を実践する方法をほとんど教えられていません。」
　　Doc Childre、ハートマス研究所創設者

　私たちの教育システムは、子供たちが幼稚園の教室に入った瞬間から、子供たちの認知能力を磨くことに焦点を当て続けています。事実、子どもたちが毎日学校に持ってくる内なる葛藤や偏った感情を管理することに重点を置いた教育は行われていません。「社会的知性と感情的知性」などの新しい概念がより広く応用され、理解されるようになるにつれ、多くの教育者が、認知能力だけが、今日の社会で活躍する若者の適性を決定する唯一の、あるいは必ずしも最も重要なものではないことに気付きつつあります。感情管理、紛争解決、コミュニケーション、対人関係のスキルに精通していることは、子どもたちが内面的な自己安定感を身につけ、生活の中で必然的に発生するプレッシャーや障害に効果的に対処する能力を身につけるために不可欠です。さ

らに、感情のバランスと認知能力の関連性を示す証拠が増えてきています。多くの教師たちが、子どもたちが多くの問題を抱えて学校に来ているため、効果的な学習に欠かせない複雑な精神的課題や新しい情報の取り込みに集中することが困難な状態であることに同意しています。子どもたちが社会性や情動的なスキルも学ぶことで、領域を超えて心理・思考的能力を拡張し、生涯にわたって利益を得ることができることを明確に示している多くの報告があります。

「例えば、平和の定義を暗記して私のところに来た生徒もいましたが、実際に何を意味するのか、特に個人的には理解していませんでした。」

Edie Fritz, Ed.D. 教育心理学者

● 1940 年、教師によると、アメリカの公立学校での問題のトップは、順番を無視して話すこと、ガムを噛むこと、騒ぐこと、廊下を走ること、ポイ捨てでした。1990 年には、薬物乱用、アルコール乱用、妊娠、自殺、強盗、暴行が問題のトップであると特定しました[293]。

● 1978 年以降、教師への攻撃は 700％増加しています[294]。

● 10 歳から 17 歳までの 6 人に 1 人の若者が、銃撃された人を見たことがある、または知っています[295]。

●ある研究では、ネグレクトされた子どもたちのグループでは、大脳皮質（脳の思考部分）が対照群に比べて平均で 20％

も小さかったことが明らかになりました[296]。

●ポジティブな感情は、学習を早め知的パフォーマンスの向上をもたらすことがわかっています。(B. Fredrickson Rev. Gen Psychol.1998; 2(3))

●ペンシルベニア州ピッツバーグ地域の 7 歳から 11 歳までの青少年のサンプルでは、20％以上が精神疾患を持っていると判断されました[297]。

●自分自身の力を信じている若者はわずか 37％で、自分の人生に目的があると感じている若者は 50％と報告されています[298]。

● 1960 年以降、10 代の若者の自殺率は 3 倍以上になっています。自殺は現在、思春期の若者の死因の第 2 位です[299]。

● 10 代の若者が両親から愛されていると感じ、学校に居心地の良い場所があればあるほど、早期のセックス、喫煙、アルコールや薬物の乱用、暴力や自殺を犯す可能性は低くなります[300]。

自己調節力とテスト不安の軽減とテストスコアの向上

米国教育省からの助成金により、2 つの大規模高校の 10 年生 980 人を対象とした無作為比較研究が行われました。TestEdge National Demonstration Study（TENDS）は、クレアモント大学院大学の教育学部の教員と大学院生の協力のもと、ハートマス研究所の研究者によって実施さ

れました。この研究の主な目的は、ストレスとテストの不安を軽減し、情緒的な幸福と心理社会的な問題を改善する TestEdge プログラムの有効性を調査することでした。これには、大規模な学生のサンプルにおけるストレスとテスト不安の大きさ、相関関係、結果を決定し、TestEdge プログラムが対照群の学生と比較して、実験群の学生にどの程度恩恵を与えることができるかを調査することが含まれます。プログラムの第二の目的は、文化的、行政的、状況的に多様な特徴を持つ多種多様な学校システムにおけるプログラムの受容性、調整、管理に関連して、プログラムの実施を特徴づけることでした [110, 301]。

　この研究では2つの主要な仮説を検証しました。第一は、TestEdge プログラムで教えられた感情の自己調節スキルの能力がテストの不安を大幅に減少させる結果となり、それに伴って学業成績やテストの成績も改善されるだろうというものです。第二に、生徒の自己調節スキルの向上の結果として、ストレス管理、感情の安定性、人間関係、生徒全体の幸福感、教室の雰囲気、組織、機能の改善があるという仮説が立てられました。これらの仮説を調査するために、2つの研究が実施されました。

■一次研究

　本研究では、カリフォルニア州の大規模な高校2校の10年生全員を対象とした綿密な調査を行いました。一方の高校を介入校とし、もう一方の高校を対照校としました。この研究は、マルチメソッドの枠組みの中で、介入前と介入後の測定を行う、準実験的な縦断的フィールド研究としてデザインされました。本研究のために開発・検証された質問票、インタビュー、構造化観察、カリフォルニア州の標準テストであるカリフォルニア高校卒業試験（CAHSEE）とカリフォルニア州標準テスト（CST）の生徒のテストスコアを用いて、広範な量的・質的データが収集されました。本研究には980名の学生が参加し、そのうち636名（男性53%、女性47%）が実験群、344名（男性40%、女性60%）が対照群に属しました。

　TestEdge プログラムは、1学期、約4ヵ月間、英語教師によって教えられました。このプログラムでは、生徒たちは、学校や私生活でのストレスや課題をより効果的に処理するための特定の感情管理技術を学び、実践しました。また、これらのテクニックを、テストの準備や受験など、学習プロセスのさまざまな側面を向上させるために応用する方法も学びました。生徒用プログラムと教師用プログラムの両方で、Freeze-Framer（現在の emWave Pro）技術が使用されました。これは、心拍数のコヒーレンス・フィードバック・システムで、教えられた自己調整スキルの習得と内在化を促進するためのものです。

　ベースライン時の全サンプルにおいて、全生徒の61%がテスト不安の影響を受けていると報告し（スピルバーガーテスト不安リスト）、26%が高レベルのテスト不安を頻繁にまたはほとんどの時間経験していました。男性よりも女性の生徒の方が2倍多く高いレベルのテスト不安を経験していました。テスト不安とテストの成績の間には、強い負の関係がありました。テスト不安が高い生徒は、数学と英語（ELA）の両方の標準化テストで、テスト不安が低い生徒に比べて、平均15ポイント低いスコアを出しました（図 9.1）。重回帰分析では、CST と CAHSEE の英語学力テストの成績とテスト不安尺度（グローバルス

ケール）の間の大きなばらつき（それぞれ23％対13％）を、感情的な気分の測定値が占めていることがわかりました。肯定的な感情や向社会的な行動はテストの成績にプラスの効果を与え、強い否定的な感情や反社会的な行動はマイナスの効果を与えることがわかりました[302]。全体として、これらの結果は憂慮すべきものであり、生徒のテスト不安や感情的なストレスは評価の妥当性を著しく損ない、したがってテストバイアスの主要な原因となる可能性があるという懸念を正当化するものです。

テスト不安の平均レベルに有意な減少が見られました。調査開始時にテスト不安の影響を受けたと答えた介入校の生徒のうち、75％が調査終了時にはテスト不安のレベルが低下していました。また、このようなテスト不安の軽減は、全教室の4分の3以上で見られ、テストの成績が高いクラスから低いクラスまで、全学力の範囲内で観

察されました。

TestEdge プログラムが介入校の生徒に提供された後、コントロール校の生徒と比較して、これらの生徒に対する介入のプラス効果を示す強力で一貫した証拠がありました。テスト不安の減少は、負の感情、感情的不和、相互作用の難しさの減少、ポジティブなクラス体験の増加など、社会的および感情的な尺度における有意な改善と関連していました（図9.2）。クラスでの4つのマッチドグループ比較（1グループあたり50人から129人のサブサンプルを含む）では、実験グループのテストパフォーマンスが対照グループよりも有意に高く、平均で10点から25点の増加でした。これらのマッチドグループ比較のうち2つでは、このテストパフォーマンスの有意な増加は、実験グループのテスト不安の有意な減少と関連していました（図9.3）。

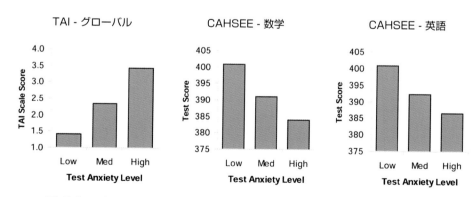

図 9.1　ベースラインのテスト不安は、TAI（Test Anxiety Inventory）のグローバルスケールスコアと、英語と数学の CAHSEE（California High School Exit Examination）スコアによって測定され、テスト不安スコアが低い生徒、中程度の生徒、高い生徒の3つのほぼ同じ大きさのグループに分類されました。テスト不安の平均レベルと標準化されたテストの平均的な成績の間には，強い，統計的に有意な（p < 0.001）負の関係が明らかになりました。テスト不安が増大すると、テストの成績は低下します。

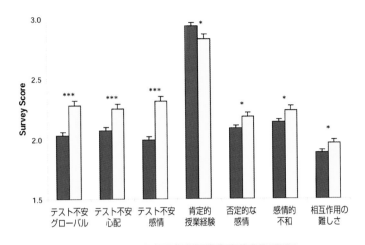

図 9.2　テスト不安の尺度（グローバルスケール、心配成分、感情成分）および社会的・感情的尺度（肯定的な授業経験、否定的な感情、感情的不和、相互作用の難しさ）の介入前と介入後の変化について、介入校と対照校の間で有意差を示す ANCOVA を行った結果。*p< 0.05、***p < 0.001.

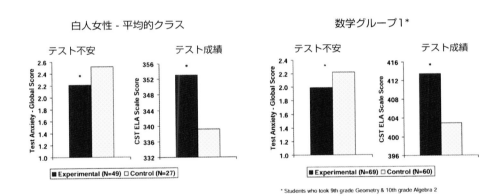

図 9.3　介入校と対照校の２つのサブサンプルを、それぞれ社会人口学的要因（平均的な学力レベルのクラスの白人女性）と９年生の数学のテスト成績（数学グループ１）でマッチさせた場合の ANCOVA の結果。これらのマッチドグループ比較では、対照群と比較して、実験群ではテスト不安の有意な減少とテスト成績の有意な改善（カリフォルニア州標準テスト - 英語教科）が観察されました。*p < 0.05.

「落ちこぼれ防止教育法（No Child Left Behind Act）やその他の州の要件により、年に一度のテストが教育システムの恒例行事となっている中、生徒の教科の習熟度をテストする際には、本当に正確な結果が得られているかどうかが重要です。ハートマス研究所が開発したテスト関連の不安を軽減するためのプログラムは、生徒の成功をサポートする大きな可能性を示しています。」

Ralph Regula 下院議員（R-OH）

■参加者は、ハートマスのスキルを生活の様々な分野でどのように活用しているかを説明しています

● 毎日、数学の授業の前にハートマスを使っています。ハートマスを使うことで、概念を理解しやすくなりました。

● 代数Ⅱの授業では、明らかにハートマスが役に立っています。前回のテストでは、ハートマスを使って97%のスコアを獲得しました。ハートマスのおかげで心が落ち着き、より明確な思考ができるようになりました。

● コニーアイランドで仕事をしていて、私は常に人々に囲まれています。副支配人である私には、質問、懸念、苦情などが寄せられます。質問や心配事、苦情などはすべて私のもとにやってきます。それらに答えたり、個人的な感情を持たずに状況を処理するために、私はハートマスを使っています。おかげで緊張がかなり和らいできました。

● スポーツをしていると、時々自分に腹が立ってしまい、とても悪いことをしてしまうことがあります。ある時、ハートマスを使ってストレスを発散させて楽しんだことがありました。最終的には、予想以上の成績を残すことができました。

● バンド活動中にハートマスを使ったことがあります。バンドの前で難しいパートを一人で弾かなければならないのが嫌で、緊張して手が震えて頭が真っ白になることもあります。ハートマスを使うことで、人前で一人で演奏することができるようになりました。

● 家でも、学校でも、親や友達とでも、ストレスの多い時には、ハートマスを使っています。イライラしたり、動揺したりした時は、（ハートマスのテクニックを）練習して、頭から心臓まで集中するようにしています。

● ある時、化学のテストを受けていて、テストの方程式が思い出せませんでした。私には3分しか残っていなかったので、そのうちの1分を使ってハートマスをしました。……結局、テストで90%の点数を取って、化学の成績を上げました。

● ある時、英語の授業での発表でした。私は内気で孤独な人間なので、プレゼンでストレスを感じることがあります。しかし、ハートマスで学んだことを活かして、効率よく発表することができました。

● 最近、夏にユタで仕事をするために旅立った彼氏にメールや手紙を書くときはいつも、ハートマスを使って心を落ち着

かせ、怒りや動揺を感じさせず、そしてパニックにならないように、言いたいことを言うようにしています。

■生理学的研究の結果

さらに、両校の生徒を無作為に層別化したサンプルを用いて、生理学的サブスタディを実施しました。心拍変動（HRV）の測定値を利用して、この対照実験では、ストレスの多いテストを受ける前に生理的コヒーレンス状態に移行する能力の客観的な測定値を用いて、学生が TestEdge プログラムで教えられたスキルをどの程度習得したかを調査しました[110]。

ストレスの多い試験状況をシミュレートした対照実験では、介入校と対照校の生徒（N =136）は、連続的な心拍変動の記録が収集されている間に、ストループ色語対立テスト（心理的ストレスを誘発するために使用される標準的なプロトコル）のコンピュータ化されたバージョンを完了しました。実験の介入前の管理については、安静時の HRV のベースラインが収集された後、生徒たちには、精神的にも感情的にも、今後の難しいテストや活動を実行するための準備をするように指示され、その後、ストループテストに参加しました。また、テストの結果が良好であれば、無料の映画鑑賞券が与えられることも伝えられました。同じ手順は、介入後の評価でも使用されました。

■実施後の生理学的実験の結果

> HRV データから、TestEdge プログラムを受けた生徒は、プロトコルのストレス準備セグメントの間に、ストレスの多い状況下で、感情をよりよく管理し、生理的なコヒーレンス状態を自己活性化す

る方法を学んだことがわかりました（図9.4）。

> 上述のコヒーレンスを自己活性化する能力は、テストの不安の有意な減少と、それに対応する情緒的な気質の測定値の改善と関連していました。

> 実験群では、ベースラインのテストスコアとコヒーレンスを自己活性化する能力は相関しており、テストスコアの向上だけでなく、テスト不安の軽減と関連していました（図 5.1）。この結果は、より大規模な研究の生徒の結果と一致しています。

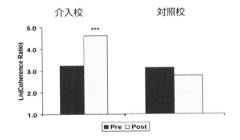

図 9.4　このデータは、介入校と対照校（それぞれ N= 50、48）の生徒を無作為に層別化した対照実験の生理学的研究から得られたものです。このグラフは、プロトコルのストレス準備段階における心理生理学的コヒーレンス状態の重要なマーカーである心拍リズムコヒーレンスを定量化したものです。データは TestEdge プログラムの前後に収集された記録から示されています。介入校は対照校と比較して、その後のストレスがかかるテストに備えるための自己調節法を使用したときに、介入後の記録で心拍リズムのコヒーレンスが有意に増加したことを示しました。***p < 0.001.

> また、実験群の学生は、自己調節法を意識的に使用しなくても、実験後の実験では、安静時のベースライン期間に心拍変動と心拍リズムのコヒーレンスの増加を示しました。このことは、研究期間中に一貫してコヒーレンス構築ツールを使用することで、これらの学生がその利点を内在化し、新しいセットポイントや規範としての心理生理学的機能のより健康的でより調和のとれた、より適応的なパターンを例示していたことを示唆しています。

■定性的調査結果

量的データを補完するために、本研究では、2つの学校の生徒の教室でのやりとりを観察し、教師との構造的な意見交換を行いました。観察前と観察後の結果は、量的分析から得られた結果とほぼ一致しました。

> 実験校の教室では、学期中に社会的・情緒的環境や相互作用のパターンに肯定的な変化が観察されたのに対し、対照校では否定的な変化が観察されました。

> 実験校の生徒は、恐怖心、欲求不満、衝動性のレベルが低下していました。また、授業活動への関与、感情的な結びつき、ユーモア、粘り強さ、共感的な傾聴と理解の増加を示しました。

> ほとんどの教師はインタビューの中で、生徒が感情的に学習の準備ができていない状態で学校に来ていることを認めていましたが、彼ら自身の教育訓練では、個人的なストレスを効果的に管理したり、生徒がストレスを管理するのを助けるために必要なスキルが身についていないと感じていました。教師は、感情管理の指導を教育カリキュラムに組み込むことを支持していました。ほとんどの教員は、介入プログラムの結果として生徒の行動に肯定的な変化が見られただけでなく、個人的な利益を経験したと報告しています。

■二次研究

第二次研究は、小・中・高等学校、および多様な民族、文化、社会経済、行政、状況的特徴を持つ学校システムにおけるプログラムへのアクセス性、受容性、調整、および管理を評価するための一連の定性的調査で構成されています。私たちは、8つの州（カリフォルニア州、デラウェア州、フロリダ州、オハイオ州、メリーランド州、テキサス州、ウィスコンシン州、ペンシルバニア州）の9つの学校におけるTestEdgeプログラムの実施を評価するために、ケーススタディのアプローチを採用しました。年齢に応じたバージョンのTestEdgeプログラムが、3年生から8年生、10年生までの特定の教室に配信されました。

観察と面接のデータは、広く多様な学校環境でTestEdgeのような介入を実施する際のベストプラクティスと潜在的な困難性についての情報を提供するために収集されました。

■二次調査で得られた主な結果

異なる州のさまざまな学年で選出した教室で実施したTestEdgeプログラムの実施事例研究の評価は、多くの注目すべき結果を生み出し、一次研究で得られた知見をほぼ裏付けるものでした。

> 教師のインタビューでは、生徒の感情や自己管理の教育が欠如していることが、学習や学業成績の重要な障害になっていると見られていました。ほとんどの教師は、生徒の態度、行動、テストの不安、学業成績に肯定的な変化があったと述べており、これらは TestEdge プログラムに起因するものであると述べています。彼らはまた、学んだツールやスキルが生徒の将来の社会的、情緒的、学業面での発達にプラスの影響を与えると感じていました。

> ほとんどの教師は、プログラムが個人的な生活や仕事上の生活に大きな利益をもたらしたと報告しています。

> 一般的に、プログラムの実施は、同じ学年に数人の教師が指導している場合や、教師が自分の生活の中でツールを使用することを内面化できた場合に、より成功していました。

> プログラムの実施を成功させるための主な課題としては、不十分な授業時間、学校管理者との間で発生した物流上の問題、教師のコミットメントを促進するための校長や他の学校管理者のサポートを確保することなどが挙げられました。

■小学校の事例研究

　TestEdge プログラムの実施が非常に成功した事例は、南カリフォルニアの小学校の3年生レベルで実施された詳細な研究によって提供されました。この研究からは、いくつかの注目すべき調査結果が浮かび上がってきました。

> 州が義務づけたテストの点数の大幅な増加が観察され、その年の学力目標をはるかに超えていました。その結果、生徒の習熟度は英語教科で26％から47％に、数学では60％から71％に上昇しました。

> 教室では、生徒の情緒面や行動面での改善も見られました。

> 実施の成功は、主に学校の校長、主要な教師、管理者による熱心なサポートの結果でした。

■結論

　全体的に、この生理学的、定量的、定性的データの豊富な組み合わせから得られた証拠は、TestEdge プログラムで教えられた自己調節スキルと実践が、多くの重要な成功につながったことを示しています。本研究の結果が、あらゆる年齢の生徒のための学校カリキュラムにストレスと感情の自己管理教育を組み込むことの重要性に関する政策に影響を与えることを期待しています。適切なプログラムや戦略を導入し、維持することで、生徒のパフォーマンスを阻害し、教師と生徒の関係を損ない、生理的・感情的な害をもたらすストレスや不安を大幅に減らすことが可能になるはずです。このようなプログラムは、我が国の教育システムの有効性を高め、長期的には国際社会における米国の学業成績を向上させることが期待されています。

西ベルファストの生徒を対象とした
ハートマスプログラムの評価

アイルランドのベルファストで、生徒の感情の自己調節を改善する手段としてのハートマスプログラムの有効性と、感情の安定性、人間関係、および生徒の全般的な幸福度の改善を調査するための研究が実施されました[303]。 研究のために7つの学校が選ばれました：3つの小学校（n=122）と4つの中学・高校（n=121）です。各学校から2つまたは3つのクラスが研究に参加しました。各クラスは、1日間の対話型プログラムに参加し、HRV コヒーレンス・システム（emWave Pro）の使用方法を学び、感情の自己調節法を学びました。また、生徒と教師には「Journey to my Safe Place」と呼ばれるオーディオ CD が配布され、後日、自己調節のためのエクササイズを行うことができます。教師は、時間の許す限り、週に1回か2回、emWave のゲームを生徒に使用させるように勧めました。結果の指標は、4歳から16歳までの生徒を対象とした「強みと困難性に関する質問紙（SDQ）」で、介入前と介入後に教師が記入しました。

SDQ の尺度に基づいて、小学校の生徒は感情的な問題（51％）、行動の問題（43％）、多動性（40％）、仲間との関わり（50％）において統計的に有意な減少を示しました。尺度によると、中学・高校は、多動性（12％）、情緒的問題（9％）、行動問題（9％）の有意な減少を示し、仲間との関わり（27％）において改善を示しました。予想されたように、小学生はそれ以外の生徒よりも恩恵を受けており、著者らは、小学生は毎日同じ教室にいるために強化しや

すいスキルを活用するためのより良いアドヒアランスの結果である可能性を示唆している。一方、中学・高校の生徒は一日中クラスからクラスへ移動しているため、介入を支援するためのルーティンを設定するのがより困難でした。また、ほとんどの小学校のクラスでは、中学・高校のクラスの数週間前から研究を開始していたため、プログラムをどのようにクラスに統合するかを計画する時間ができていました。

就学前児童の発達を
促進するための自己調節

幼少期に効果的な社会的・情動的スキルを学ぶことの重要性を評価しても評価しすぎることはない。乳幼児期や幼児期に感情経験を処理し、自己調節する方法を学ぶことは、神経学的な成長を促進するだけでなく、その後の心理社会的・認知的発達の可能性を決定することが、多くの研究で明らかになっています。逆に、感情を適切に自己調節することができないと、子供の人生に壊滅的な長期的な影響をもたらす可能性があり、発達を阻害し、しばしば衝動的で攻撃的な行動、注意力低下と学習の困難、および社会的な関係に関与することができないことをもたらします。さらに、この初期の欠乏は、個人の充実した人生を奪うだけでなく、私たちの社会に莫大なコストをもたらす、後に形成される心理社会的機能不全と病理学に関連付けられています[80]。

ハートマス研究所は、3歳から6歳までの子どもたちに、学校で必要とされる基礎的な感情の自己調節と社会的能力を身につけさせることを目的とした、「Early HeartSmarts®（EHS）」というプログラムを開発しました。このプログラムでは、子

どもたちの情動的、社会的、認知的発達を促進するという目標に向かって、感情の自己調節と、年齢に応じた社会的、情動的スキルを学ぶための指導を行う教師を養成しています。Early HeartSmarts プログラムには、心理社会的発達を促進することが知られているいくつかの主要な情動的・社会的能力の学習を促進するために設計されたインタラクティブな活動、ゲーム、自己管理ツールが含まれていました。これらは、心理社会的発達を促進することが知られています。

・基本的な感情の状態を認識し、よりよく理解する方法。
・感情を自己調節する方法。
・肯定的な感情の表現を強化する方法。
・関係性を改善する方法。
・問題解決能力を身につける方法。

ソルトレイク市学区では、Early Heart Smarts プログラムの効果を評価するための研究が実施されました[304]。この研究は、3つの測定時点（ベースライン、および介入前と介入後のパネル）を用いた疑似実験的縦断的なフィールドリサーチデザインを用いて、1学年にわたって実施されました。19校の就学前の教室の子どもたちを介入群と対照群のサンプルに分けました（N=66、309；平均年齢 =3.6歳）。介入群のクラスは、より低い社会経済的な背景と少数民族的背景を持つ子どもたちを対象に、地区によって選択されました。創造的カリキュラム評価（TCCA）は、教師が採点した50項目の評価項目で、社会的／情緒的発達、身体的発達、認知的発達、言語的発達の4つの分野における生徒の成長を測定するために使用されました。

教師は、学校の下半期を通してこのプログラムを生徒に提供しました。プログラムの主な要素は、2つの簡単なハートマスの感情シフトツールを学び、実践することでした。「Shift and Shine」と「Heart Warmer」です。

全体的な結果として、EHS プログラムの効果は、心理社会的な総合的な発達と、クリエイティブ・カリキュラム・アセスメントで測定された4つの発達領域のそれぞれを向上させるという、説得力のある証拠となりました。一連の ANCOVA の結果、EHS プログラムを受けた就学前の子どもたちが対照群の子どもたちよりも 発達尺度において、強く一貫した大きな有意差のあるパターンが見出されました（図 9.5 参照）。5つの発達尺度の調整平均から、総合的な発達尺度（ES 0.81、p< 0.001）と、社会性／情緒発達（ES 0.97、p<0.001）、身体的発達（ES 0.79、p< 0.001）、認知発達（ES 0.55、p< 0.01）、言語発達（ES0.73、p< 0.001）の各尺度において、介入群での有意差が観察されました。また、サブコンポーネントレベル（図 9.5 の右のグラフ）では、介入群は 10 のすべての構成要素において統計的に有意な改善を示し、そのうち8つは効果の大きさの点で大きな差を示しました。介入群の子どもたちに観察された発達の変化は、初期の測定では、研究の開始時には対照群の同世代の子どもたちと比較して有意な発達のハンディキャップがあったことが示されていたことを考えると、特に顕著です。EHS プログラムに参加した後、研究終了時には対照群の発達成長を上回っていました。人口統計学的要因の分析から得られたもう一つの重要な知見は、調査したすべての社会人口統計学的カテゴリー（男性、女性、ヒスパニック系、

白人、フリーランチ〈社会経済的地位の低さを示す指標〉、フリーランチなし）において、プログラムが子どもの発達を促進するのに効果的であったということです。

強調すべき重要なポイントは、これらの結果は非常に幼い未就学児を対象としたものであり、その96％が3.0～4.0歳であったということです。3歳という幼さで感情の自己調節スキルを学び、実践し始めることができるということは、驚くべきことであり、注目すべきことでもありますが、これは、幅広いカテゴリーにわたって発達を促進しているように見えます。3歳から6歳までの年齢範囲が神経学的成長の加速期と発達の期間であることを考えると、それはこの重要な発達期間中にこれらのスキルと実践の学習と持続的な使用が容易に感情の自己調節と健全な社会機能の最適なパターンのための幼い子供の神経系の新しいセットポイントを内在化する可能性があり、それによって将来の反社会的行動の減少と学業成績の発達軌道を大幅に後押しし

ます。

大学生の 燃え尽き症候群の減少

フロリダ州立大学のRoss May博士らは、学生の燃え尽き症候群の背景にある心理生理学的な機能が特に重要であることを発見しました。彼らの研究によると、学生の燃え尽き症候群は、心血管リスクのマーカーの増加や学業成績（GPA）の低下と関連しています[305、306]。彼らは、学生の燃え尽きが心血管リスクの増加と関連していることから、潜在的な公衆衛生上の問題として認識し、大学関係者の懸念材料とすべきであると提案しています。特に、高血圧、冠動脈疾患、心不全、末梢動脈疾患、脳卒中などの心血管疾患（CVD）は、米国およびその他の地域で最も顕著な死因となっています。燃え尽き症候群の人に見られる心血管反応は、将来の心血管疾患発症のリスク要因とされています。また、学校

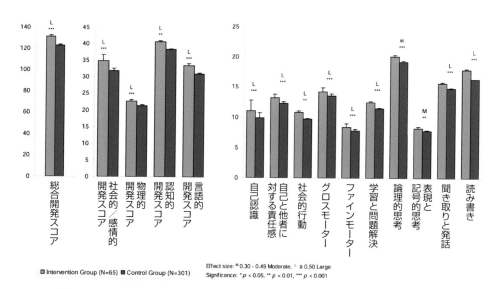

図 9.5　介入群と対照群を比較した開発尺度に対する介入効果の ANCOVA の結果を示す調整済み平均値。

の燃え尽き症候群は、不安や抑うつよりも GPA をより強く予測することが実証されています[307-309]。

　May らは、学校の学部生の燃え尽き症候群を改善することを目的に、HRV コヒーレンス・トレーニングに支えられたハートマスの自己調整法のトレーニングと、高強度有酸素トレーニング（HIIT）の効果を比較する研究を行いました。90 名の参加者（1 年生、平均年齢 = 18.55 歳、SD = 0.99、82％が男性）を、自己調整法やハートマス社のコンピュータベースの HRV コヒーレンス・トレーニング機器（emWave）の学習を含むハートマス・ビルディング・パーソナル・レジリエンス・プログラムを受けるグループ、高強度エアロビック・トレーニングを受けるグループ、および無介入のコントロールの3つのグループに無作為に割り付けました。いずれのグループも、4週間の介入期間の前後で、認知機能、心理機能、心血管機能を評価しました。サンプルの民族構成は、白人 70％、アフリカ系アメリカ人 7％、ヒスパニック系 13％、アジア系 7％、非公表民族 3％でした。

　全参加者は、身体的健康歴質問票、学校のバーンアウト・インベントリ（SBI）、疫学研究センターうつ病尺度（CES-D）、状態特徴不安インベントリ（STAI）、睡眠の質についての自己申告質問票を記入しています。さらに、学業欠席（学期中に何回授業を欠席したか）と GPA を評価しました。認知機能は、一般的な読解および操作ワーキングメモリ・スパン課題のコンピュータ化されたワーキングメモリ・スパン・メジャーのバージョンで評価されました[310,311]。スパン課題では、読解課題（リーディング・スパン）や算数課題（オペレーション・スパン）を同時に行いながら、ター

ゲットとなる文字を記憶することが求められました。トライアルセットに含まれるターゲットの数は 2 個から 5 個の間で変化し、それぞれのサイズのトライアルが 3 回ずつ行われました。固定式自転車テストとV02 max を用いた体力と、大動脈血行動態、拍動血圧、心拍変動の測定により心血管機能を評価しました。

　ハートマスのレジリエンス・トレーニングと HRV コヒーレンス・セッションは、大学のウェルネスセンターで、訓練を受けた学生インストラクターによって、4 週間にわたって週 3 回実施されました。各学生は、emWave デバイスを使用しながら、心拍コヒーレンスをシフトさせたり、維持したりする練習を行い、自己調整能力や生理的・心理的バランスを向上させるために、テクニックやデバイスを定期的に使用することが奨励されました。高強度インターバルトレーニング（HIIT）は、短時間の緊張感のある運動を行い、その間に短時間の回復を行うものです。この方法は、通常、中強度のトレーニングを継続した場合に生じる生理学的適応を誘発する時間的に効率のよい刺激です[312]。HIIT を 2 週間に 6 セッション行うだけで、約 3 倍の時間をかけ、約 9 倍のトレーニング量を必要とする中強度のトレーニングを継続した場合と同程度に、筋肉の酸素化能力が向上することが示されました[313]。HIIT トレーニングのセッションは、大学のウェルネスセンターで、訓練を受けたインストラクターが週 3 回、4 週間にわたって行いました。対照群はウェルネスセンターを訪れ、研究期間中の通常の日常活動を報告しました。参加者は通常の日常生活を変えないように勧められました。

　HIIT および対照群と比較して、ハート

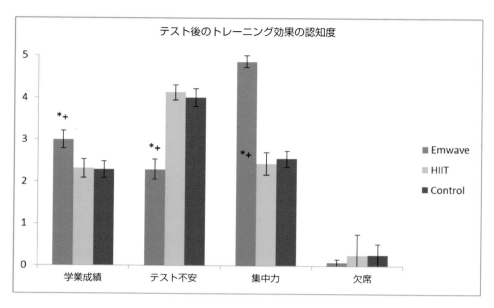

図 9.6　３つのグループの学業成績、テストへの不安、集中力、学期中の授業への欠席についてのデータを示しています。データは平均値と 95%CI.* = p<.05 ハートマスと HIIT ポストテストの比較、+ = p<.05 ハートマスとコントロールの比較、a=p<.05 ハートマスのプレテストとポストテストの比較、b= p<.05 HIIT のプレテストとポストテストの比較、c=p <.05 コントロールのプレテストとポストテストの比較。

マスグループの参加者は、学業成績と集中力に有意な改善が見られ、テスト不安と欠席率に有意な減少が見られました（図 9.6）。

　また、ハートマスグループは、プレテストからポストテストにかけて、学校での燃え尽き症候群が有意に減少した唯一のグループであり（図 9.7）、プレテストからポストテストにかけて、読解力とオペレーショナル・スパン・ワーキング・メモリー能力の認知機能評価が有意に向上しました（図 9.8、9）。

　心血管機能については、ハートマス群では上腕血圧・大動脈血圧が有意に低下し、ハートマス群、HIIT 群ともにテスト前からテスト後にかけて心拍数が有意に低下していました（図 9.10、11、12）。また、HRV 解析では、LF パワーが検査前と比較して検査後の測定で有意に低下し、3 群ともに HF パワーが有意に上昇していました（図 9.13、14）。また、VO2 max（最大酸素摂取量）の有意な改善を示したのは HIIT 群のみでした。

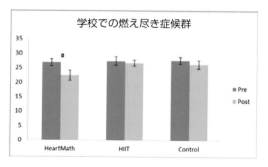

図 9.7　学校の燃え尽き症候群について、3 つのグループの事前と事後のデータを示しています。データは平均値と 95% CI a=p<.05 ハートマスのプレテストとハートマスのポストテストを比較しています。

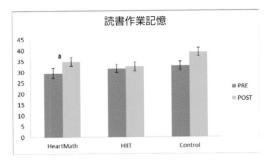

図 9.8　読書作業記憶に関する３つのグループの
プレテストとポストテストのデータを示していま
す。データは平均値と 95% CI a=p＜.05 ハー
トマスのプレテストとハートマスのポストテスト
を比較しています。

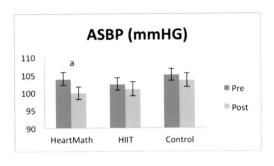

図 9.11　３群の大動脈収縮期血圧（ASBP）デー
タ。データは平均値および 95%CI a=p＜.05
ハートマスのプレテストとハートマスのポストテ
ストを比較しています。

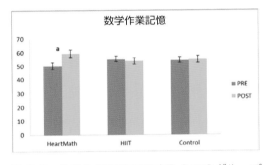

図 9.9　数学作業記憶に関する３つのグループ
のプレテストとポストテストのデータを示してい
ます。データは平均値と 95%CI a=p＜.05 ハー
トマスのプレテストとハートマスのポストテスト
を比較しています。

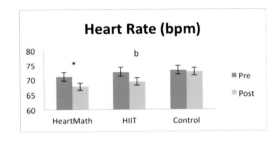

図 9.12　３群の心拍数データ。データは平均値
と 95% CI.*=p＜.05 ハートマスと HIIT の比較、
b＝p＜.05 HIIT のプレテストと HIIT のポスト
テストを比較しています。

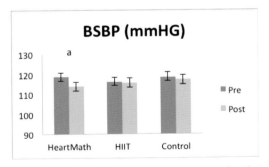

図 9.10　３群の上腕収縮期血圧（BSBP）デー
タ。データは平均値と 95% CI a=p＜.05 ハー
トマスのプレテストとハートマスのポストテスト
を比較しています。

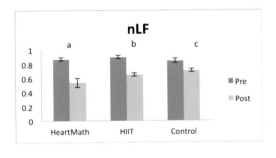

図 9.13　３群の正規化された低周波パワーデー
タ。データは平均値と 95% CI. a=p＜.05 ハー
トマスのプレテストとポストテストの比較、b=
p＜.05 HIIT のプレテストとポストテストの比
較、c=p＜.05 コントロールのプレテストとポス
トテストの比較。

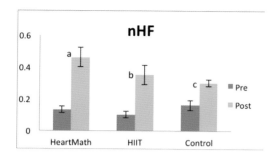

図 9.14　３群の正規化された高域パワーデータ。データは平均値と 95% CI. a=p ＜ .05 ハートマスのプレテストとポストテストの比較、b= p＜ .05 HIIT のプレテストとポストテストの比較、c=p＜ .05 コントロールのプレテストとポストテストの比較。

一貫した学習：
生徒から専門家へ、ハイレベルな パフォーマンスと文化的共感を生み出す

　看護学校は、学校が奉仕する地域社会の人種や民族性を反映した看護学生を卒業させることを使命としています。1998 年には、19 人のアメリカ先住民の学生がオクラホマ大学看護学部に入学しました。その 2 年後に卒業したのはわずか 12 人でした。アメリカ先住民の看護学生の退学率は、全体の退学率が約 9 ％であるのに対し、1997 年から 2001 年の間に平均 57% でした。

　OU 看護大学は、2002 年にハートマスプログラムの認定を受けるスタッフを特定しました。このプログラムは 2003 年から実施されました。プログラムへの参加は初年度は任意でしたが、翌年からは新入生オリエンテーションの一環として行われるようになりました。トレーニングは、学生と教員を対象に毎月行われ、すべての学生が利用できるようにしました。研究室のコンピュータには、自己調整スキルをサポートするための HRV コヒーレンス・トレーニング技術が装備されており、学生は学校滞在中に練習できるようになっていました。また、数名の教員が学生の指導を行い、学生の要望に応じて自分のオフィスで学生と一緒に練習しました。多くの教員は、テストを受ける前に自己調整技術をどのように行うかについて、学生に短いセッションを提供しました。

　ここではアメリカ先住民の学生のみが報告されていますが、あらゆる民族や人種の学生がその効果を報告しています。全学生のテスト結果から、ハートマスを実践することでテストの点数が平均 17 点上昇しました。2003 年にハートマスの自己調整ツールを導入した後、2003 年から 2008 年の間にアメリカ先住民の看護学生の平均退学率は 37 ％であったのに対し、1997 年から 2001 年の間の退学率は 57 ％であった。この間、入学と卒業のための要件はより厳しくなり、試験の増加が必要となった。プログラム開始から 2006 年までの間に、本校全体の退学率は 2001 年に報告された 9 ％から低下し、3 ％以下と変動しています。在学中にハートマスを利用することで、2003 年から 2008 年までの間に、アメリカ先住民の生徒の退学率は約 35 ％減少しました。

　生徒たちは、受験能力に自信が持てるようになったと報告し、身体的な健康上の問題が減ったと報告していますが、これは学習した自己調整スキルを定期的に実践したことに起因しています。

　さらに、ストレス解消法を使用したアメリカ先住民の看護学生は、ストレス解消法を使用しなかった学生に比べて、テストの受け方や身体の健康状態が改善され、卒業率が高くなったことを実証しました[314]。

大学生の学習能力と数学の習熟度の向上

現在の教育制度における大きな課題は、大学に入学する学生の中には、大学レベルのコースに入学するための基本的な最低学力要件を満たしていない学生がかなりの数いることです。

このような学生は、大学の正規の授業を受ける前に、中核となる学問科目の補習を受けなければなりません。シンシナティ大学クレモントカレッジ（UCCC）では、大学1年生の92％が大学レベルの数学の基準点を下回っています。その結果、学生は必修の数学コースに入ることができませんでした。UCCC と Greater Cincinnati Tech Prep Consortium は、この問題を解決するためにパートナーシップを結び、数学の再履修の必要性を減らすことを目標としています。このプログラムでは、数学の Michael Vislocky 博士と心理学の Ron Leslie 博士が新しいアプローチを開拓しました [315]。

彼らは、ハートマスの自己調節技術と心拍リズムコヒーレンスフィードバック技術を、数学の大学進学準備プログラムに統合しました。これらのプログラムの目的は、高校生が数学の学習や難しいテストを受けることに対する不安を軽減し、生徒の学習、理解度、定着度を向上させることにあります。

「多くの人が数学を恐れています。ストレスの多い状況に集中することを学ぶことは、これらの学生がテストでより良い成績を収めるのに役立ち、人生の選択肢も広げます。多くの人は、明らかに数学のクラスを避けるために専攻を変更します。」

シンシナティ大学 クラーモントカレッジ
数学教授 Michael Vislocky 博士

トレーニングには以下の要素が含まれていました。①感情の生理学についての議論。②コア・バリューについて議論し、コア・バリューから生まれる心からの感情を共有する練習をする。③ポジティブな感情体験について考える状態から、実際にその感情を体験する練習。④感情の変化を自己認識する。⑤ポジティブな感情を生み出し、共有することに慣れていくために、小グループで共同体意識を構築する。この指導の全体的な目標は、感情と認知能力の関係を生徒に紹介することでした。数学の成績の変化を評価するために、各クラスの生徒は、3週間のプログラムの開始時と終了時に、数学の Compass 大学進学テストを受けました。

Freeze-Framer（現在は emWave Pro と呼ばれています）を使用して、数学の問題に同時に取り組みながら、心拍数のコヒーレンス・フィードバックを行うことが、このプログラムの重要な要素でした。これらのセッションでは、難しい問題に対する生徒の反応を観察することができ、それが HRV フィードバックに反映されることで、生徒の感情的な反応や、それを自己調節する方法をより深く理解することができました。生徒たちは、一貫性を自己活性化させ、数学の問題を解く方法を見つけるために直感を使う練習をしました。

このプログラムに対する学生の反応は非常に良く、教授陣が学生の自己調整技術の使用を統合し、維持するための新しい方法

を発見したことで、数年間にわたって結果が継続的に改善されました。ハートマスのテクニックを取り入れた最初の年には、数学のスコアが平均19%向上し、3年目のCompassテストのスコアでは、自己調整テクニックを取り入れていないクラスに比べて24%向上しました。この結果は、プログラムの期間が短かったことと、数学を教えるのではなく感情をコントロールすることに主眼が置かれていたことを考えると、注目に値するものでした。

4年目には、自己調整のテクニックやハートマスのプラクティスを教室のプログラムに完全に組み入れて使用した結果、4年間の中で最も良い結果が得られ、講師の期待をはるかに上回る結果となりました。この結果は図9.6に示されています。この図は、プログラム開始前と、技術とHRVコヒーレンステクノロジーを数学の授業に統合して使用した後、7週間後に行われた代数学のCompass大学入学試験のスコアを比較したものです。その結果、生徒の数学のスコアが平均で73%向上し、有意（$p < 0.001$）な改善が見られました。

大学進学準備プログラムは、生徒が数学の補習授業を受ける必要性をなくすことを意図して、次の年に拡大されました。高校の校長と数学教師の支援を得て、このプログラムは地元の高校の11年生の数学のクラスに統合されました。プログラムの講師の指導のもと、16名の生徒と数学の先生がハートマスシステムのツールを学びました。先生は、生徒が授業や宿題の重要な一部としてハートマスのテクニックを使用するように指導しました。教室には4つのフリーズフレーム（emWave）が設置され、生徒たちは授業中に交代しながら使用する練習をしました。

「私は有頂天になっています！　高校生たちは、このプログラムによって、数学の学習やテストで自分の能力を発揮することができるようになると考えています。自分の数学の成績に落胆していた多くの生徒が、成功できると自信を持っています。」
シンシナティ大学 クラーモントカレッジ
Michael Vislocky 博士

Vislocky 博士と Leslie 博士は次のように述べています。

「教室環境の中で、数学の学習とハートマスのカリキュラムがシームレスに統合さ

大学入学適正試験 - Compassテスト

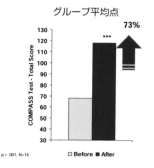

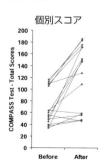

図 9.15　ハートマスの自己調節スキルとHRVコヒーレンス技術を数学の指導の一部として統合的に使用した場合の、学習前と7週間後のCompassの大学入学適性試験の代数学の得点の平均値と個人の改善。結果は、大学入学適性検査の生徒の得点が平均73%増加するという統計的に有意な（p＜0.001）結果を示しています。

れていました。教師はハートマスのプロセスを内在化して促進し、生徒を積極的に学習プロセスに参加させた。教師は、課題を与えたり、ハートマスの経験を日記にしたりすることで、生徒を個人的に関与させました。これにより、学生からのフィードバックをもとに、継続的な改善を行う機会が与えられた。生徒たちは、自分の意見が大切にされていることを確信しており、教室での調整を通じてそれに対応していました。」

■プログラムの成功を最大化すると思われる主な要因

>献身的な教師／ファシリテーター。

>学生の成功への大きな期待。

>感情の管理は、教室の中で行われるべきである。

>ジャーナリングまたはフィードバックなど何らかのメカニズムを用いて、継続的な改善を行う。

>学年の初めにプログラムを開始する。

>教師やファシリテーターのトレーニングを行う。

>生徒には、教室内外でハートマスツールを活用する機会を十分に提供する必要がある。

>ハートマスツールを使った実際の授業を体験し、個人が直接的な効果を実感できるようにする。

>ハートマスを教室に統合することは、生徒間の交流を促進するために重要である。

Vislocky 博士と Leslie 博士の研究は、自己調節ツールのハートマスシステムを数学学習環境に直接統合するという、私たちが知っている中で初めての取り組みでした。この結果は、一貫性を構築するツールや技術を中核となる教科の指導に統合することが、生徒の学習と学業成績を向上させ、高校生の高等教育への進学準備を向上させるための効果的な方法であることを示す強い証拠となりました。

第10章
社会的コヒーレンス：組織における成果研究

　個人的な協調性が高い人と交流したり、仕事をしたりすることには明らかなメリットがあります。ワークグループ、スポーツチーム、家族、社会的組織のメンバーが仲良くしていれば、良好なコミュニケーション、協力、効率化が自然と図られます。社会的・集団的コヒーレンスには、グローバルコヒーレンスと同じ原理が含まれていますが、ここでは、体内のシステムではなく、共通の利益や目的を持つ個人間の関係ネットワークにおける整合性と調和のとれた秩序を意味しています。しかし、原則は同じです。コヒーレンスなチームでは、個々のメンバーが自分の役割を果たし、成功するための自由がある一方で、大きなグループの意図や目標の中でまとまりと共鳴を維持することができます。したがって、社会的コヒーレンスとは、最適な集団の結束と行動に必要なエネルギーとコミュニケーションの効率的な流れと利用を可能にする、安定した調和のとれた関係性のことを指します [170]。

　個人が十分に自己管理を怠ったり、他者を気にせず自分の利益のために行動していたりすると、社会的一貫性が失われます。ある集団の中でのストレスや不調和な状況は、その構成員の感情的ストレスを増大させるように作用し、暴力、虐待、非効率、エラーの増加などの社会的病理を引き起こす可能性があります [318]。 成人のストレスの主な原因は、お金の問題と職場の社会環境であることがますます明らかになってきました。成人の10人に9人以上は、ストレスは心臓病、うつ病、肥満などの主要な病気の発症につながると考えており、ある種のストレスは心臓発作や不整脈を引き起こす可能性があるとされています。スト

レスが感情的・肉体的な健康に与える影響についての認識のもと、多くの働くアメリカ人の多くがストレスによる症状を訴えており、42％がイライラや怒りを、37％が疲労を、35％が興味・やる気・エネルギーの欠如を、32％が頭痛を、24％が胃の不調を訴えています [317]。

> 仕事のストレスは、アメリカの企業に年間3000億ドル以上の健康費、欠勤、業績不振などの負担をかけていると推定されています。さらに、以下の統計を考えてみましょう。
>
> ● 離職の40％がストレスが原因である [318]。

- 高レベルのストレスを報告している労働者の場合、離職率が約50%増加する[319]。
- 従業員の交代には、影響を受ける役職の給与の平均120%から200%のコストがかかる[320]。
- 仕事上の欠勤の60%はストレスが原因であると推定されている[321]。
- うつ病と管理されていないストレスは、医療費の面で最も費用がかかる危険因子の上位2つである。これらは、喫煙、肥満、運動習慣不良などの身体的危険因子よりも医療費を2〜7倍増加させる[322]。
- 自分の仕事をほとんどコントロールできていないと認識している従業員は、仕事のコントロールが高いと認識している従業員の約2倍の確率で冠動脈性心疾患を発症する[323]。

また、社会的一貫性のなさは、私たちの感じ方、関わり方、コミュニケーションに影響を与えるだけでなく、健康に直接関わる生理学的プロセスにも影響を与えることが明らかになってきています。数多くの研究で、社会的・文化的変化を受けている人や、社会的混乱や不安定さ、孤立や断絶を特徴とする状況で生活している人は、多くの種類の病気にかかるリスクが高いことがわかっています[321-328]。James Lynchは、社会的孤立が個人に及ぼす影響について驚くべき統計を示しています。社会的孤立に関する彼の研究によると、孤独は喫煙、肥満、運動不足、過度のアルコール消費を合わせたものよりも心臓病のリスクを高めることが示されています[329]。

一方で、親密な関係や社会的ネットワークが高い予防効果を発揮することを示す文献は豊富にあります。多様な集団、文化、年齢層、社会階層を対象とした数多くの研究により、親密で有意義な関係を持つ個人

は、死亡率を有意に減少させ、感染症や慢性疾患への感受性を低下させ、心筋梗塞後の回復を改善させ、妊娠や出産の転帰を改善させることが示されています[330-332]。

組織の結束力やレジリエンスを高め、安定させるためには、実践的な手順や方法があります。病院、企業、軍隊、学校、スポーツチームなどで、チームやグループ、組織の結束力を高めるために積極的に取り組んでいるところが増えています。私たちは、集団としてのまとまりは、まず個人レベルでの取り組みによって築かれることを発見しました。個人が自己管理能力を高めれば、集団の結束力も高まり、より効果的に目的を達成できるようになります。

このセクションでは、自己調整スキルと心拍コヒーレンスのトレーニングを組み合わせて提供している組織の例をいくつか紹介します。全体として、職場のコミュニケーション、満足度、生産性の向上、医療費の削減、革新的な問題解決、従業員の離職率の低下などの結果が得られており、これらはすべて、経済的だけでなく、社会的にも大きな投資効果があると言えます。

ハートマストレーニングプログラムをスタッフに導入した多くの病院では、個人、チーム、そして組織の利益が向上しています。最もよく評価されるのは、スタッフの定着率と従業員の満足度です。例えば、アリゾナ州フェニックスにあるメイヨークリニック病院で行われた研究では、腫瘍科の看護師（n=29）と臨床管理者（n=15）のストレス軽減と健康増進に対するハートマスプログラムの個人的・組織的効果が評価されています[333]。

このプロジェクトでは、医療従事者の高いストレスレベルに対処するためのポジティブで効果的な方法を見つけ、ポジティ

ブな対処法が研修プログラムのベースライン時と7ヵ月後の個人および組織の質評価（POQA-R）スコアに与える影響を調査することが必要不可欠でした。個人的および組織的なストレスの指標は、両群とも予想された方向に減少しました。

　図10.1は、研修前から研修後7ヵ月までの腫瘍内科スタッフのPOQA-Rの個人的ストレス指標の結果を示しています。各個人指標（前向き、感謝、意欲、落ち着き、疲労、不安、抑うつ、怒りの管理、憤り、ストレス症状）について、統計学的に有意な差が認められました。図10.2は、腫瘍内科スタッフを対象としたPOQA-Rに

おけるストレス要因の組織指標の結果を示しています。いずれの指標も予想される方向に傾向が見られましたが、目標の明確性（p<0.01）、生産性（p<0.001）、コミュニケーションの有効性（p<0.001）、時間的プレッシャー（p<0.001）の指標に統計学的に有意な差が見られました。腫瘍学ユニットでの売上高は、導入前は13.12％、導入7ヵ月後は9.8％でした。さらに、がん診療ユニットの残業時間は1.19から0.74に減少し、同ユニットの従業員満足度調査のスコアは以下の分野で増加しました：リーダーシップが問題や懸念に対応しているという信頼、組織が従業員の幸福に真の関心を持ち、ユニットのサービスを継続的に改善したいという意欲を示しているという信頼、恐れずに自分の考えを話すこと、医師と医療従事者の間のお互いの尊重、および全体的な仕事の満足度でした。

　図10.3は、実施前から実施後7ヵ月までの指導者グループのストレス要因の個人指標に関するPOQA-Rの結果を示しています。感謝（p<0.001）、疲労（p<0.01）、抑うつ（p<0.05）、アンガーマネジメント（p<0.01）、憤り（p<0.001）、ストレス症状

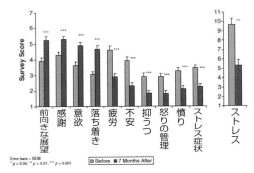

図10.1　腫瘍内科スタッフグループ、マッチドペアによる、個人および組織の質の評価から得られたストレスの個人的指標の分析（ベースライン時および介入後7ヵ月間）。

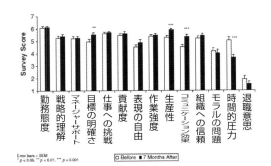

図10.2　腫瘍学スタッフ群、個人および組織の質の評価から組織的尺度のマッチドペア分析、ベースライン時および介入7ヵ月後。

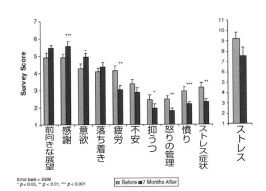

図10.3　リーダーシップグループ、マッチドペアによる、個人および組織の質のアセスメントからのストレスの個人的指標の分析（ベースライン時および介入後7ヵ月間）。

（p<0.01）の個人指標に統計学的に有意な差が見られました。図 10.4 は、リーダーシップ群の POQA-R におけるストレス要因の組織的指標の結果を描いたものである。管理者のサポート（p<0.05）と貢献の価値（p<0.05）の指標では、ベースラインと介入 7 ヵ月後の間に統計的に有意な差が認められました。

　著者らは、この研究から得られた知見は、ストレスとその症状が病院や外来診療所のスタッフにとって問題であることを示していると述べています。さらに、職場での介入は、対処のための前向きな戦略を促進し、個人的にも組織的にも幸福度を高める上で、実行可能で効果的でした。

　オハイオ州ランカスターにある 222 床の地域病院であるフェアフィールド医療センターで実施された研究では、病院スタッフと医師のウェルビーイングを改善するために、1 時間のセッションを 6 回シリーズで実施し、2 時間のフォローアップセッションを 1 回実施したハートマスワークショップが実施されました [334]。その結果、病院の文化にプログラムを統合するための戦略が開発されました。

　さまざまな分野から 4 名のスタッフが選ばれ、方法論、実践、技術の習熟度を高めるために、ハートマスプログラムの認定を受けました。2007 年 8 月から 2010 年 12 月まで、毎週 2 回のワークショップが開催されました。全従業員の 48％にあたる 975 名の従業員が参加しました。プログラムの持続性は、シニアリーダーのサポート、マネジメントチームのトレーニング、委員会や部門会議でのテクニックの使用、コンサルティング、地元の教育者へのクラス、従業員の家族のための公開ワークショップなどによって確保されました。

　プログラムの成功を測るために、従業員満足度、欠勤率、医療費の 3 つの指標が選ばれました。文化的、経済的にも大きな投資対効果があることが実証されました。ハートマスのトレーニングを受けた従業員は、トレーニングを受けていない従業員と比較して、医療費の請求額を 2：1 で削減することができました。従業員の意見調査の結果、ハートマスのトレーニングを受けた従業員は、トレーニングを受けていない従業員に比べて、総合的な満足度が高いことが明らかになりました。ハートマスのトレーニングを受けた従業員は、全体的な欠勤率が低く、3 年間で 94,794 ドル（約 1 千万円）の節約になりました。

　結論として、ハートマスプログラムと継続的な実践は優れた選択であることが証明され、ストレスの多い変化の激しい環境の中で導入される場合には、今後も価値あるものであり続けると結論づけられました。持続可能性が長期的な成功と真の文化的変化への鍵であることが強調されました。ハートマスのテクニックの継続的な従業員トレーニングとツールの継続的な使用は、フェアフィールド医療センターの新しいイニシアチブのプログラムの計画と実施を豊

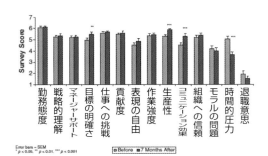

図 10.4　リーダーシップ・グループ、個人および組織の質のアセスメントからの組織尺度のマッチドペア分析（ベースライン時と介入後 7 ヵ月間）。

かにしています。

　英国の公的医療サービスである NHS（National Health Service）が実施した研究では、2011年8月から10月にかけて、NHS内の4つの診療科を対象に、ハートマス活性化ケアプログラムがワークショップ形式で提供されました[335]。参加者には、3つの臨床病棟と1つの受付のスタッフが含まれていました。3ヵ月間で97名のスタッフがワークショップに参加しました。プロジェクトの評価は、個人および組織の質評価、改訂4スケール（POQA-R4）のほか、スタッフの離職率、欠勤率、苦情などの研修前後の尺度を用いて行われました。

　評価では、参加者は10の個人的資質カテゴリーのうち9つのカテゴリーで改善が見られたことが示されました。これらの変化は8つの分野で統計的に有意であり、疲労と冷静さが最大の改善を示しました。研究期間が短かったため、スタッフの離職率、病気欠勤、苦情の前後比較の結果は、結論が出ていないことに注意が必要です。

　バージニア州のチェサピーク地域医療センター（CRMC）では、2009年2月から2010年12月にかけて、個人・組織品質評価（POQA）による事前・事後測定を行った792名のスタッフを対象に研究が行われました[336]。介入策は、ハートマスのワークショップと Jean Watson の「思いやりの理論」（カリタスプロセス）のトレーニングでした。ハートマスのワークショップにカリタスプロセスを取り入れた結果、ハートマスのプログラム開発チームは、ハートマスのコンセプトやツールにケアリング理論を統合した「ケアの活性化」というワークショップを作成しました。前向きな気持ち、感謝の気持ち、やる気、落ち着き、

アンガーマネジメントなどに有意な改善が見られ、疲労感、不安感、抑うつ感、憤り、ストレスによる身体的症状などにも有意な減少が見られました。組織的尺度では、戦略的理解、組織への信頼感、評価されていると感じること、表現の自由、コミュニケーション、生産性と士気の問題が有意に改善され、辞めたいという意思が減少しました。

　介護科学の理論と実践は、2010年からカイザー・パーマネンテ北部地域の戦略的優先事項の一部となっています。その目的は、思いやりのある癒しの環境を育み、介護者と患者の間の助け合いと信頼関係を強化する、思いやりの科学の枠組みに基づいた実践を、医療センター全体に継続的に普及させることです。カイザーの一部のスタッフが、ハートマスの認定トレーナーに選ばれました。トレーナーの選考には4つの重要な要素がありました。

①カイザー社の戦略的目標に沿ってトレーナーを選定する。
②リーダーとRNスタッフの関係が重要であること。
③トレーナーは、ケアリング・サイエンスとハートマスの文化を推進することを約束しなければならない。
④トレーナーとなる看護師長は、リーダーシップによる一貫したサポートを重視する必要がある。

　2011年6月から2012年6月までの12カ月間に、400人以上の看護師、リーダー、その他のサポートスタッフがこのプログラムでトレーニングを受けました。14の尺度のうち8つの尺度で、仕事に対する姿勢、目標の明確さ、コミュニケーションの有効性、時間的プレッシャー、退職の意図、戦略的理解、生産性に統計的に有意な変化が見られました。また、幸福感、生活の質、

患者の満足度への影響、安全性、欠勤の減少にも改善が見られました。さらに、看護スタッフとリーダーとの関係も改善されました。トレーナーたちは、仕事や個人的なレベルで深い影響を受けたと報告しています。

「ハートマスのプログラムは、リーダーが最高のパフォーマンスを維持し、変化する環境の中でより効率的に管理し、ワークライフバランスを維持することを可能にしてくれました。当社のスタッフにとっては、必要とされる礼儀と本物のケアの違いをもたらしてくれました。」

デルナー・コミュニティ病院 最高執行責任者
Tom Wright

ノースカロライナ州ケープフィアのケープフィアバレー医療システムでは、看護師の離職率が 24% から 13% に減少し、シカゴのデルナーコミュニティ病院では、従業員満足度の劇的な向上に加えて、離職率が同様に 27% から 14% に減少し、10 年間継続して結果が出ています。同様に、デューク大学医療システムでは、救急サービス部門の離職率が 38% から 5% に減少しました。

ハートマスの自己調節能力トレーニングプログラムの終了前と 6 週間後に収集された前後の POQA データを一致させた 8,793 人の医療従事者の心理測定データを組み合わせて分析したところ、多くの肯定的な結果が得られました。疲労、不安、抑うつ、怒り、身体的ストレスの症状が大幅に減少した一方で、前向きな見通し、感謝の気持ち、やる気、冷静さが有意に改善しました（図 10.5）。

■ 法執行機関研究 ■

警察官を対象としたいくつかの研究では、ハートマスの自己調節スキルを習得した後、仕事とプライベートの両方でストレス要因を認識し、それに対する反応を自己調節する能力が有意に改善されたことが明らかになっています。

ある研究では、カリフォルニア州サンタクララ郡の警察官を対象に、職務中に警察官が通常経験する生理的活性化の性質と程度、およびハートマスのレジリエンス・アドバンテージ・トレーニングプログラムの効果を調査しました [53]。評価された分野には、活力、感情的な幸福感、ストレス対処および対人スキル、仕事のパフォーマンス、職場の有効性と雰囲気、家族関係、および急性ストレス要因後の生理的再調整が含まれます。

本研究では、警察官の訓練で使用されている非常にリアルなシュミレーションで遭遇した急性ストレス状況による心血管への影響をリアルタイムで把握し、将来的に健

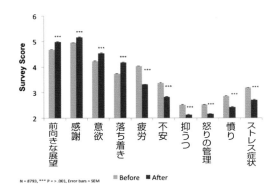

図 10.5　ハートマスのトレーニングプログラム終了前と 6 週間後に収集された 8,793 人の医療従事者の POQA の前後のデータを一致させたもの。

康上の問題を抱えるリスクの高い警察官を特定するために、生理学的な測定を行いました。その結果、レジリエンスアドバンテージトレーニングは、仕事とプライベートの両方でストレス要因を認識し、その反応を自己調整する能力を向上させることがわかりました。警察官は、対照群と比較して、ストレス、否定的な感情、抑うつ状態が大幅に減少し、平穏さと活力が増加しました（図10.6と10.7）。また、家族関係の改善、チーム内でのより効果的なコミュニケーションと協力、そして仕事のパフォーマンスの向上も見られました。

　模擬的な警察官の出動場面で心拍数と血圧を測定したところ、仕事中によく遭遇する急性のストレス状況では、非常に大きな

生理学的変化が起こり、そこから回復するにはかなりの時間がかかることがわかりました（図10.8）。24時間の心電図記録の心拍変動解析に基づく自律神経系の評価では、11%の警官が高リスクであることが判明し、これは一般人口で通常見られる割合の2倍以上でした。

　サンディエゴ警察の男性10名、女性4名の警察官と2名のディスパッチャーを対象に調査を実施。調査では、2時間の入門的なトレーニングと、経験豊富なハートマスのメンターによる4週間にわたる電話によるメンタリングセッションで構成される自己調節能力のトレーニングが行われました。このアプリには、ストレスとその影響に関するトレーニングモジュール、HRV

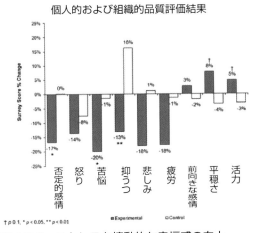

図10.6　ストレスと情動的な幸福感の向上
個人と組織の質のアセスメントで測定された各変数の研修前と研修後の平均スコアの差を比較したもの。対照群と比較して、レジリエンス・アドバンテージ・プログラムの研修を受けた参加者は、苦痛、抑うつ、グローバルな負の感情が有意に減少し、平穏と活力が増加しました。グローバルネガティブ感情スコアは、怒り、苦痛、抑うつ、悲しみの各構成要素のスコアの総合平均値です。対照群では、同じ期間にうつ病の著しい上昇を経験したことに注意してください。
$p < 0.1$、* $p < 0.05$、** $p < 0.01$.

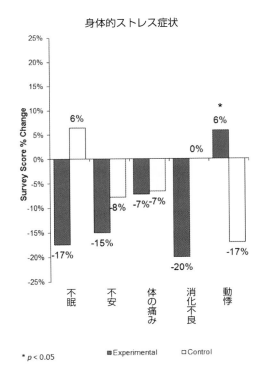

図10.7　身体的ストレス症状の変化
試験開始時と16週間後（研修終了後4週間後）の全参加者を対象とした5つの身体的ストレス症状の変化を示します。

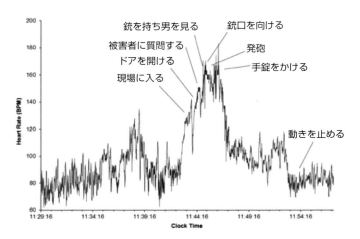

図 10.8 このグラフは、実験群の警官がドメスティック・バイオレンス・シナリオの後にシフトしてリセットする能力の典型的な例を示しています。シナリオが終了すると、最初は心拍数が低下しますが、通常のベースラインを超える範囲で心拍数が上昇したままであることに注目してください。訓練前のシナリオでは、ベースライン値に戻るまでに平均1時間5分かかりました。

コヒーレンスバイオフィードバック、ハートマスの自己調節技術、HRV コントロールゲームなどが含まれています。

　成果指標は、個人および組織の質評価（POQA）調査、メンターによる観察レポート、メンタリングセッションからの参加者のコメントの記録でした。POQA の結果は、圧倒的にポジティブなものでした。主な4つの尺度すべてに改善が見られ、情緒

情動的活力は 25％増（p=0.05）、身体的ストレスは 24％増（p=0.01）であった。9つのサブスケールのうち8つが改善を示し、ストレスのサブスケールでは約 40％の改善が見られました（p=0.06）。参加者の反応も一様に肯定的で熱狂的でした。個々の参加者は、プログラムを称賛し、実地でのパフォーマンスと個人的および家族的状況の両方の改善に関連していると述べています[193]。

■戦闘機パイロットでの研究

　この研究では、41 人の戦闘機パイロットを対象に、空対空の作戦行動を模擬した操縦室内でのパイロットの作業負荷と視覚的注意を理解することを目的として、フライトシミュレータを用いたタスクを実施したところ、パフォーマンスの向上と心拍コヒーレンスの間には有意な相関関係があり、フラストレーションのレベルも低いことがわかりました。また、この研究では、HRV コヒーレンスとアイトラッキングに反映されているように、作業負荷と注意の分散を客観的に測定することで、自己報告法よりも信頼性の高い指標を得ることができ、熟練パイロットと初心者パイロットの

警察官向けハートマス研修の主な効果※について

● ストレス反応に対する認識と自己管理の向上。
● 急性ストレス下での自信、バランス、明晰さの向上。
● 急性ストレス下での生理的・心理的な再調整が早くなる。
● 仕事のパフォーマンスが向上する。
● チーム内での競争の減少、コミュニケーションの改善、協力関係の強化。
● 苦悩、怒り、悲しみ、疲労の軽減。
● 不眠症や身体的ストレスの症状の軽減。
● 平穏さと活力の向上。
● 傾聴力や家族との関係性の向上。

※心理学的評価、パフォーマンス評価、トレーニング後に実施した半構造化インタビューの結果をもとに作成。

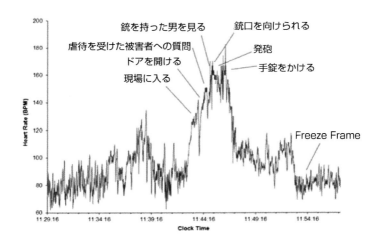

HRV コヒーレンスのスコアが有意に異なることも明らかになりました [191]。

■ 刑務所でのハートマス ■

Lori Bosteder と Sara Hargrave がオレゴン州ウィルソンビルのコーヒークリーク女性矯正施設で行った研究では、感情的知性のトレーニングが、女性受刑者が刑務所内での生活や学習における感情的な困難をうまく管理するのに役立つかどうかを調べました [338]。彼女たちは、機能不全や虐待を受けた背景を持っていることが多く、苦しい感情に対処する手段として、薬物やアルコールを乱用することに慣れています。女性刑務所の非常に緊張した感情的環境は、ほとんどの自由とほぼすべてのプライバシーの喪失を含む、刑務所生活特有の環境によって増大します。このような感情的な混乱は、受刑者が刑務所内の作業ベースの教育プログラムで新たなスキルを学び習得する能力を損なうことが多く、また、社会復帰への移行がうまくいかないこともあります。

研究参加者は、最低限の治安の中にいる女性 17 名。この女性たちは全員、コンピュータ技術を学ぶ 18 ヵ月間の刑務所の実務教育プログラムの学生でした。この女性たちは、10 週間にわたり、自己認識、自己管理、社会認識、人間関係管理の分野における基本的な感情的知性の概念とスキルに焦点を当てた 3 つのワークショップに参加しました。ワークショップでは、ハートマスの教材、ツールの使い方、心拍数のフィードバックなどが行われました。参加者はハートマスの『Transforming Stress（ストレスの変容）』、『Transforming Anxiety（不安の変容）』、『Transforming Anger（怒りの変容）』の本を読み、自分自身を振り返るエクササイズを行いました。「ニュートラル」と「ハートロックイン」という自己調整法の実践は、毎日の授業に組み込まれており、携帯型の emWave デバイスを使った心拍コヒーレンス・フィードバック・トレーニングも行われました。それぞれの女性は、ハートマスの感情管理ツールと心拍数フィードバック技術の使用に関する個別のコーチングとトレーニングも受けました。成果指標としては、感情知能評価（Emotional Intelligence Appraisal-ME）、自己報告式の簡易症状評価（Brief Symptom Inventory：BSI）、研修の 4 ヵ月前と 4 ヵ月後に矯正官が実施した参加者の懲罰レポートが用いられました。さらに、10 週間の研修期間中、コンピュータ技術クラスのインストラクターが、生徒のコメントや、感情認識と自己管理のスキルを実践した際の生徒の行動や交流の変化を観察記録しました。また、研究終了時には、各参加者の評価が行われ、プログラムでの経験に関する定量的・定性的データが得られました。

研究前後のデータを分析したところ、BSI では感情的苦痛、強迫観念のパターン、抑うつ、不安の症状が有意に減少し、感情的知性の評価尺度では自己認識、自己管理、社会認識、人間関係管理が有意に増加しました。規律報告書では、教室外での規律上の問題が有意に減少しました。

定性的データもプログラムの有効性を裏付けています。ほとんどの参加者が、自分自身や社会的関係に大きなメリットがあったと評価しています。一部の参加者は、数年ぶりの気分転換のために最初は落ち込みや不安感が増したと報告しましたが、講師のサポートにより改善されました。コン

ピュータ技術コースの講師は、学習環境が大きく改善され、生徒の自己調整能力や他人とうまくやっていく能力が伸びたことを確認しました。調査後に仮釈放された2人の生徒が研修担当者に連絡を取り、外で直面している苦悩をハートマスのスキルを使って管理していることや、過去に比べて良い結果を生み出していることを報告しました。

　研究者たちは、このプログラムが成功した決定的な要因は、協力的なグループと、感情管理の実践による心理的変化によって学生が最初の混乱を経験したときにコース講師が提供した一貫したサポートと励ましであると考えました。グループは平日毎日集まっていたので、このような細心の注意とサポートを提供するには、教室での授業が有効でした。このプログラムは、比較的短期間で参加者の心理社会的な改善をもたらし、受刑者の刑務所内での学習能力、そして最終的には社会復帰を成功させる能力を大幅に向上させるものと思われました。

第11章
グローバルコヒーレンス研究：人間と地球の相互接続性

私たちの体のすべての細胞は、生体システムのほぼすべての細胞や回路に影響を与えるような、目に見えない磁力が変動する外部環境や内部環境にさらされています。したがって、人間の数多くの生理的リズム、地球規模の集団行動が太陽・地磁気活動と同期しているだけでなく、これらの磁場の乱れが人間の健康や行動に悪影響を及ぼすことは驚くべきことではありません。

太陽や地磁気の影響が人間の健康や行動に影響を与えるメカニズムとして最も考えられるのは、人間の神経系と地磁気の共振周波数、地球・電離層の共振空洞で発生するシューマン共振、アルフベン波などの超低周波共振との結合です。これらの共振周波数は、人間の脳や循環器系、自律神経系の共振周波数と直接重なることがわかっています。

人間の健康と行動の潜在的な相互関係を研究するため、地球の磁気共鳴を測定するべく特別に設計された12台の超高感度磁場検出器のグローバルネットワークが、地球上の戦略的な場所に設置されています。このプロジェクトの重要な目的は、人類の意識を高めるために、一人でも多くの人がより一貫性のある協力的な方法で働くように動機づけることです。太陽や宇宙を起源とする外部の場だけでなく、人間の意識や感情も、他人の意識の心理・思考状態や感情状態に影響を与えることができると納得すれば、相互のつながりの意味や、私たちが住む世界の未来を形成するために意図的に活用できる方法について、視野が広がります。これは、私たちの態度、感情、意図が重要であり、首尾一貫した協力的な意図が、世界的な出来事や地球上の生活の質に重要な影響を与えることを示唆しています。

グローバル・コヒーレンス・イニシアチブ

グローバル・コヒーレンス・イニシアチブ（GCI）は、2008年にハートマス研究所によって開始されました。これは科学に基づいた共同創造的なイニシアチブであり、世界中の何百万人もの人々をハートに焦点を当てたケアと意思で団結させることを目標としています。

GCIは、個人的、社会的、グローバルな結束力を高めるために、いくつかの戦略を採用しています。インターネットベースのネットワークは、グローバルな意識の変化を生み出すことに参加したいと考える世界中の人々を結びつけます。2015年には、

154 カ国の 16 万人以上の人々がこのイニシアチブに参加しました。GCI のメンバーは、GCI アンバサダーとして知られ、定期的に更新情報を受け取り、ハートに焦点を当てたケアと意思のエネルギー的な貢献をどこに向けるべきかを知らせてくれます。また、GCI は、個人、社会、グローバルな一貫性を高めるためのツールや技術を提供することで、グローバル・コミュニティの教育にも貢献しています。

> 以下の GCI の仮説は、現在進行中の共同研究の指針となっています。
>
> 1. 人間や動物の健康、認知機能、感情、行動は、惑星の磁場やエネルギー場の影響を受けている。
> 2. 地球の磁場は、すべての生命システムをつなぐ生物学的に重要な情報のキャリアである。
> 3. 一人ひとりが地球の情報場に影響を与えている。
> 4. ケア、愛、思いやりの心を中心とした状態を作り出す多数の人々は、他の人に利益をもたらすことができ、現在の惑星全体の不和と混乱を相殺するのに役立つ、よりコヒーレントなフィールド環境を生成する。

　上記の仮説の中には、人間の感情や意識が地磁気の中の情報と相互作用し、エンコードしているという関連仮説が埋め込まれています。それによって、情報は潜在意識レベルで人と人との間で非局所的に伝達され、事実上、すべての生命システムを結びつけ、集団意識に影響を与えています。このようにして、すべての人間と地球のエネルギーシステムの間には、フィードバックループが存在しています。さらに、コヒーレントに整列した個人が意図的に生理的にコヒーレントな波動を作り出している

とき、彼らはより効果的に惑星磁場と共鳴し、情報をエンコードすることが提案されています。これらの磁場は搬送波として作用し、それによって磁場環境と集団意識の中に含まれるすべての生命システムに積極的に影響を与えます[339]。

グローバル・コヒーレンス・モニタリング・システム

　グローバル・コヒーレンス・モニタリング・システム（GCMS）は、世界中の適切な場所に設置された最新鋭の磁力計を用いて、地球の電磁界に関する科学的データを収集しています。GCI では、この GCMS を用いて、地球磁場や地球電離層の共振空洞の揺らぎや共振を測定・探査し、地球磁場が人間の心理・思考、感情プロセスや健康、集団行動にどのような影響を与えるのか、そのメカニズムを研究しています。また、地震や火山噴火などの自然災害や、社会不安やテロなどの人為的な出来事の前に、地球磁場の変化が起こるかどうかを調査したいと考えています。

　このシステムは、脳や循環器系など人間の生理的周波数と同じ範囲で発生する磁気信号を連続的に測定するために設計された、GPS タイムスタンプ検出器の世界初のグローバルネットワークです。合計 12 台の磁力計がこのグローバルネットワークを完成させるために計画されています。各 GCMS サイトには、人間の健康、心理・思考、感情のプロセスや行動に影響を与えることが明らかになっている地球／電離層の空洞内の磁気共鳴、地球の地磁気線の振動によって生じる共鳴、地球磁場中に発生する超低周波を測定するために特別に設計された超高感度磁界検出器が設置されてい

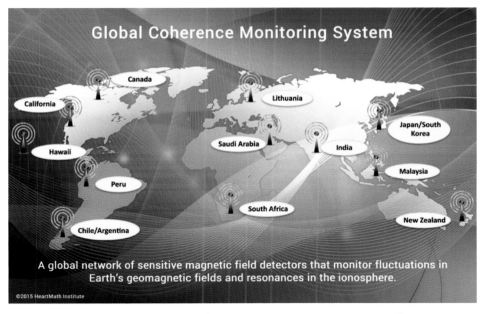

図11.1　2015年秋現在のグローバルネットワークのモニタリングサイトの既存および提案されている場所。これらのサイトは、地球・電離層空洞の磁気共鳴、地球の地磁気線の振動によって発生する共鳴、地球磁場中に発生する超低周波を測定するために特別に設計されています。

ます。

　各モニタリングサイトは、平坦な周波数応答を維持しながら、比較的広い周波数範囲（0.01 ～ 300 ヘルツ）で局所的な交流磁場の強さを検出します。地球の磁場の強さと地磁気擾乱（Kp）を測定するいくつかの宇宙気象衛星とともに、世界中にいくつかの地上ベースのフラックスゲート磁力計のネットワークがあります。

　GCI モニタリングシステムは、人間や動物が地球磁場のリズムや共振周波数の影響をどのように受けているかをよりよく理解するのに役立つだけでなく、私たちや他の研究者が惑星磁場環境における太陽や他の外力との相互関係をよりよく理解することを可能にします。図11.2 は、カリフォルニア州ボルダークリークにあるモニタリングサイトの写真です。この記事を書いてい

る時点で、6つのサイトが稼働しています。カリフォルニア州北部のハートマス研究センター、サウジアラビア東部州、リトアニア、カナダ、ニュージーランド北島、南アフリカ東海岸にあります。

　データ取得基盤は、データをキャプチャし、時刻と全地球測位データでスタンプし、共通のサーバーに送信します。また、各サイトには、グローバル・コンシャスネ

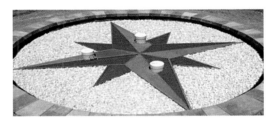

図11.2　カリフォルニア州ボルダークリークにあるハートマス研究センターのモニタリングサイト。

ス・プロジェクト（GCP）のネットワークの一部である乱数発生器（RNG）が設置されています。このモニタリングシステムは、太陽嵐による地磁気活動の変化、太陽風速の変化、シューマン共鳴（SR）の乱れ、そして潜在的には、感情的な要素が強い地球規模の大規模なイベントのシグネチャを追跡します。また、地震活動の前に電離層の活動に変化が起こることを示唆するデータも増えてきています[340、341]。このように、このネットワークは、太陽や地磁気の乱れやリズムが人間の健康、感情、行動、意識にどのように影響を与えるのかをさらに理解するための重要な研究ツールを提供することになります。

■ 地球のエネルギーシステムと ■ 人間の健康と行動

　私たちの体内のすべての細胞は、目に見えない磁力が変動する外部環境と内部環境にさらされています[205]。磁場の変動は実質的に生物学的システムのすべての回路に影響を与えうるため[5、205、342]、人間の生理的リズムと地球規模の行動は、太陽と地磁気活動と同期しているだけでなく、これらの磁場の乱れは人間の健康と行動に悪影響を及ぼす可能性があります[343-345]。Burchら[346]とRapoportら[347]による研究は、メラトニンレベルが太陽と地磁気活動の増加時に減少すると報告している。癌、神経疾患、急性心疾患、心臓発作などの疾患や老化の加速は、すべて低すぎるメラトニンレベルに関係しています。さらに、臨床測定では、増加した地磁気活動イベント中の血圧、血流、凝集および凝固、心臓不整脈および心拍変動の有意な変化が確認されており、これらはすべてメラトニンレベルの

影響を受けています[232、343]。

　脳波パターン、心拍数、血圧、反応時間は、Doroninらによって、あるグループの人々を対象に測定されました[343]。このことは、全身の変化が地磁気活動と連動して起こり、それが心臓や脳のリズムの変化に反映されることを確認しています。

　Pobachenkoらによる別の研究[348]では、6〜16ヘルツの周波数範囲でシューマン共鳴（SR）と脳波を同時にモニターしました。1日のサイクルの間、研究された個体はSRの変化と同様の脳波の変動を示しました。したがって、生物学的な脳波のリズムはSRの日々のリズムに関連があります[348]。その他の周波数は〜14、20、26、33、39、45ヘルツです。図11.3は、アルファ波（8〜12ヘルツ）、ベータ波（12〜30ヘルツ）、ガンマ波（30〜100ヘルツ）の脳波と密接に重なっているSRの周波数を示しています。

　脳は非常に敏感な電磁器官であるため、地磁気活動とSR強度の変化は脳波と神経ホルモンの応答を変化させるように見えます。地磁気嵐はまた、人間の健康への影響や死にも関連しています[349、350]。変形した脳波リズムがBelovらによって観察され

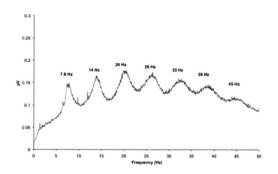

図11.3 カリフォルニア州ボルダークリークのGCIセンサーサイトで記録されたシューマンの共鳴データ。

ています[351]。太陽活動の増加は、人間の生体リズムを乱し、既存の病気を悪化させる可能性がある。しかし、平均基準からの逸脱の程度は、その人個人の適応力によります。太陽活動と地磁気活動の増加はまた、心臓発作と死亡の発生率、心筋梗塞の発生率の有意な増加[352]、心血管系疾患、心血管死、うつ病、精神障害、精神科入院、自殺、殺人、交通事故の入院の30～80％の増加と相関しています[344, 353-357]。

　Pobachenkoらの研究では、太陽・地磁気活動（GMA）の増加時に出生率が低下し、死亡率が上昇することが観察され、片頭痛発作が誘発される可能性があります[358]。

　PersingerとHalbergはそれぞれ、戦争や犯罪がGMAと相関していることを示しています[359]。従来、Pc-1の周波数は人間の心臓血管系やリズムと同程度の範囲にあるため、磁気Pcの周波数（連続的な脈動）の増加が人間の心臓血管系に影響を与えるという研究結果があります[360]。

　インドで行われた動物と人間を対象とした研究でも、人間と動物がPc周波数の影響を受けることが実証されました[361]。実験では、電気生理学的、神経化学的、生化学的パラメータに変化が見られました。被験者はパルス状のフィールドにさらされると、不安感、混乱、落ち着きのなさ、幸福感の欠如を経験しました。また、頭痛を訴える者もいました[361]。研究されたすべての身体システムの中で、これまでのところ、心臓と脳のリズムが、地理的条件の変化によって最も強く影響を受けていることは、重要なことです[205, 348, 349, 357, 362-367]。

　歴史的に多くの文化では、集団行動は太陽をはじめとする外部のサイクルや影響を受けていると信じられていました。この信念は真実であることが証明されています。より大きな社会規模では、暴力、犯罪率、社会不安、革命、テロ攻撃の頻度の増加は、太陽周期とその結果として生じる地磁気フィールドの乱れにリンクされています[345, 359, 368-371]。この信念の最初の科学的証拠は、第一次世界大戦中のより厳しい戦いが太陽黒点のピーク期間に発生したことに気づいたロシアの科学者Alexander Tchijevskyによって提供されました[371]。Tchijevskyのオリジナルデータから再構成した図11.4は、1749年から1926年までの太陽サイクルと比較した人類の歴史的に重要な出来事の数をプロットしたものです[371]。

エネルギーの流入と人間の繁栄

　太陽活動は、社会不安との関連性に加えて、建築、芸術、科学、積極的な社会変化に顕著な影響を与え、人類が最も繁栄した時期にも関連しています[372]。私たちは過去の過ちから学び、人類が繁栄し、人道的な進歩を遂げる時期を作り出すために、エネルギーの流入をナビゲートする新しい方法を意識的に選択することができます。人類のためにならない時代遅れの構造物が崩壊すると、より適切で持続可能なモデルに置き換えられる機会が訪れます。そのような積極的な変化は、政治、経済、医療、教育のシステムだけでなく、職場や家庭、地域社会での個人の関係にも影響を与えることができます。このようなエネルギーの流入が急増している時こそ、私たちの世界にポジティブな変化を生み出す最大のチャンスがあります。私たちは過去の過ちから学び、意識的にエネルギーの流入をナビゲートする新しい方法を選択して、人間の繁栄

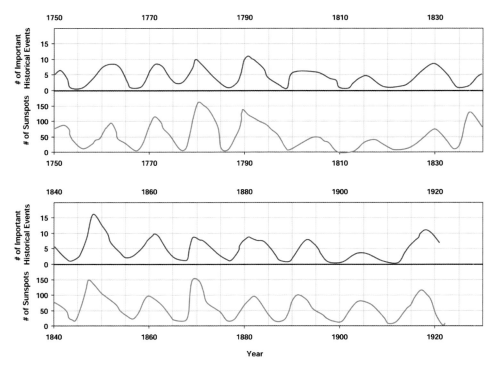

図 11.4　Tchijevsky のオリジナルデータ
青線は開戦や社会革命などの重要な政治的・社会的出来事の年ごとの数をプロットしたものです。赤線は、1749 年から 1922 年までの黒点の数で示される太陽活動をプロットしたものです。72 カ国の歴史を集計した結果、最も重要な出来事の 80％が太陽周期最大期に発生しており、地磁気活動の最も高い時期と相関があることがわかりました。

と進歩の時代を作り出すことができます。

　地球と電離層は、人間の脳と循環器系のそれと直接重なる共鳴周波数のシンフォニーを生成することはよく知られています。これらの共鳴の変化が、人間の自律神経系の脳や循環器系の機能に影響を与えるというのが中心的な仮説です。

■ 相互接続性の研究 ■

　相互接続性の研究データと結果は、McCraty et al. 2012 で発表されています[339]。2010 年、51 ヵ国の 1643 人のグローバル・コヒーランス・イニシアチブ・メン

バーが 6 ヵ月間、ランダムに実施される週2 回の調査を行いました。調査には、ポジティブな感情、ウェルビーイング、不安、混乱、疲労、身体症状の 6 つの有効な尺度が含まれていました。調査データは、太陽風速、磁場、プラズマデータ、高エネルギー陽子、太陽フラックス、地磁気活動指標などの惑星および太陽活動変数との相関分析を行いました。太陽風速、Kp、Ap（Kpと Ap 磁気指標は地磁気の変動を記述するために設計された）、極冠活動が増加すると、参加者のポジティブな感情が減少しました。ウェルビーイングスコアは、太陽風速、Kp 指数、Ap 指数、極冠磁気活動と

負の相関がありました。このように、太陽風の速度が速くなり、地磁気が乱れると、疲労、不安、精神的混乱のレベルが高くなることがわかりました。また、この研究では、予想外の結果も得られました。例えば、太陽電波束指数は疲労の減少やポジティブな感情の改善と正の相関があり、まだ完全には解明されていない人間の幸福感を向上させるメカニズムがあることを示しています。さまざまな変数の効果とその効果の時系列を理解するために、追加の研究が必要であることは明らかです[339]。

磁力計データの例

さまざまな場所の磁力計によって収集されたデータは、世界的な相関性のある活動や、顕著な局所的な違いについての新しい洞察を提供しています。

図11.5は、カリフォルニアとカナダで検出されたPc1の活動の例を示します。カナダのPc1データは振幅が大きく、リズムの大部分は同期していますが、位相が180度程度ずれている期間があります。現在、さらにデータを処理して、縦・横のパラメータ、一日の時間帯、その他の太陽・

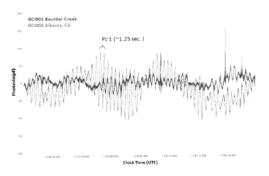

図11.5　カリフォルニア州ボルダークリークとカナダアルバータ州のサイトで同時収録されたデータ。

地磁気パラメータなど、その他のパラメータをより詳細に調査し、それらが人間の健康指標に与える影響を調べています。

HRV の研究

生物学的プロセスや人間の健康に影響を与える物理的環境変数のうち、地球内外の地磁気の自然変動は、いくつかの人間の心血管変数に関係していることが報告されています。これらには、血圧[373]、心拍数（HR）、心拍変動（HRV）などが含まれます[375, 376]。このような影響を示す証拠は数多くあるものの、完全に理解されているとは言い難いのです。いくつかの研究では、地磁気嵐と心拍変動（HRV）の低下との間に有意な関連性があることを発見しており、地磁気活動が冠動脈疾患や心筋梗塞の発症率の増加と関連するメカニズムの可能性を示しています。1週間の記録を分析したある研究では、磁気障害のある日は、静かな日に比べてVLFリズムが25％減少しました。また、LFリズムも有意に減少しましたが、HFリズムは減少しませんでした[376]。

太陽および磁気因子とHRVとの間に潜在的な相関関係をさらに調査するために、サウジアラビアのアルアッサにあるプリンス サルタン心臓センター所長のAbdullah A. Al Abdulgader博士と5ヵ月間にわたる共同研究を実施しました。24歳から31歳（平均年齢31歳）までの女性16人のグループから、合計960回の24時間HRV記録を取得しました。2012年3月から8月までの5ヵ月間、1日24時間、毎週3日連続でHRVレコーダーを使用してHRVデータを収集しました。評価されたHRV測定は、拍動間間隔（IBI）、SDNN、

RMSSD、総パワー、非常に低周波（VLF）、低周波（LF）、高周波（HF）パワー、およびLF/HF比でした。太陽活動と磁気変数は、太陽風速、KpとAp指数、PC（N）、黒点数、太陽電波束（f10.7）、宇宙線、シューマン共鳴積分（7.8ヘルツ付近の曲線下面積）、カリフォルニア州ボルダークリークのGCIサイト（GCI 1）とAl AhのGCIサイトで収集した時差磁場データの平均と標準偏差（SD）でした。カリフォルニア州ボルダークリーク（GCI 1）とサウジアラビアのアルアッサ（GCI 2）で収集された時分割磁場データの平均と標準偏差（SD）を算出しました。平均値と標準偏差は1時間ごとに計算されました。平均値のフィールド変動は、超低周波の変化とSDを反映しており、総スペクトルパワーとの相関性が高く、フィールド内の全体的な変動を反映しています。環境変数とHRV変数の両方からサーカディアン効果を除去しました。16人の研究参加者それぞれについて、各環境変数とHRV変数の間の相関行列が計算されました。全体的に、HRV測定値に反映される自律神経系の活動は、太陽および地磁気の影響を受けていることが確認されました。IBIsを除くすべてのHRV測定値は太陽風速と負の相関があり、LFとHFパワーはサウジアラビアのサイトで収集された磁場平均データと負の相関がありましたが、カリフォルニアのサイトでは収集されていませんでした。驚くべきことに、いくつかの正の相関がありました。f10.7の指標は、HRVとIBIのSDを除くすべての測定において、HRVの増加と相関していました。サウジアラビアとカリフォルニアの両施設の磁場変動のSDは、副交感神経活動を反映するRMSSDとHFパワーと正の相関があり、シューマン共鳴

パワーはIBIsと正の相関がありました。

多くのグローバルな相関関係が見られましたが、個人レベルでは、HRVの反応にはばらつきがあり、同じ環境変数に対して異なる反応を示すケースもありました。

相互接続性研究とHRVの両方のデータを見ると、地球磁場が穏やかな時や太陽の電波束が増加した時、研究参加者は気分が良くなり、精神的にも感情的にも安定し、HRVのレベルが高くなっていることが分かります。逆に、磁場が乱れているときはHRVが低下し、参加者の情緒的な幸福感と精神的な明晰さが悪影響を受けていました。

図11.6は、健康な参加者のHRV-HFパワーを、カリフォルニア州の磁力計サイトから30日間に渡って得られた総磁力スペクトルとともにプロットした例です。このデータは、カリフォルニア州北部に位置する10人の参加者を対象に、30日間継続的にHRVをモニターした研究から得られたものです。逆相関のあるプロットの磁場データは、グラフの中で反転されており、視覚的な相関関係を明確に示しています。

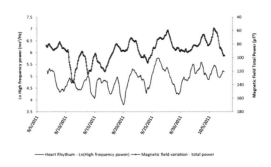

図11.6　カリフォルニアのサイトでの30日間の個人のHRVと時間変化する磁場の合計パワーから導き出された参加者の高周波パワーの例。

地球磁場による 生命システムの相互接続性

■磁場は生物学的に重要な情報を運ぶ

　人間の健康と行動が太陽と地磁気活動によって世界的に影響を受けているという証拠は、比較的強力で説得力があります。私たちはまた、個人の心臓の電磁場が近くの動物や他の人の神経系によって検出されることを研究室で示しています[378]（また、このドキュメントのエネルギーコミュニケーションの章を参照してください）。

　GCI は、地球の磁場がすべての生命システムをつなぐ生物学的に関連する情報のキャリアであるという仮説を立てています。このように、私たちはそれぞれが地球規模の情報場に影響を与えています。

　人間の生体感情エネルギーが、人や出来事、有機物に、局所的ではないが重要な（科学的に測定可能な）影響を与えることが実験的に証明されています[339]。 ある人の心臓や脳から放射されるような生体電磁場が、他の人や「地球情報場環境」に影響を与えることが明らかになってきています。例えば、私たちの研究室で行われた研究では、個人がハートコヒーレント状態にあるとき、心臓はよりコヒーレンスな電磁信号を環境に放射し、その個人は他の人が放射するフィールドの情報を検出することに敏感になるという仮説が確認されています[378]。

　すべての臓器のうち、心臓は最大のリズミカルな電磁場、脳が生成するものよりも約 100 倍強いものを生成します。この磁場は、敏感な磁力計を使って、体から数フィート離れたところからでも検出することができます。この磁場は、私たちがどのように

「感じる」ことができるか、またはボディランゲージや他の要因に依存しない別の人の存在と感情的な状態を感じるためのメカニズムを提供しています。また、心臓のリズムパターンと、心臓から放射される磁場の周波数スペクトルにコード化されたスペクトル情報との間には直接的な関係があることがわかっています。このように、人の感情状態に関する情報は、心拍の間の間隔にエンコードされており、それは身体全体と外部環境に伝達されています[378]。

　心理生理学的効果を測定した非言語的な思いやりのあるコミュニケーションの対人効果に関する研究では、Kemper と Shaltout は、受信者の自律神経系に有意な変化があることを発見しました[379]。グループ内の個人にエネルギー場が形成され、それを通じてグループの全メンバー間のコミュニケーションが同時に起こることを示唆する根拠が増えています。言い換えれば、すべてのメンバーをつなぐ実際の「グループフィールド」が存在するということです[59]。

　Morris[221]は、グループ設定で心臓コヒーレンスを研究しました。彼は、心臓のコヒーレンス状態を数分間維持する訓練を受けた人が、心臓のコヒーレンス状態の訓練を受けていない参加者にどのような影響を与えるかを調査した。その結果、訓練を受けていない参加者のコヒーレンスは、コヒーレンス状態にある参加者によって確かに促進されることが示されました。

　Montagnier らの研究[380]によると、磁場が生物学的な情報を運ぶという仮説をさらに裏付けるものとして、DNA に関連したエピジェネティックな情報が、高濃度に希釈された溶液中の電磁信号として検出され、その情報が DNA に触れたことのな

い純水に転写され、刻印されることを発見したといいます。さらに、この情報は、DNA の適切な基本構成要素が存在し、7.8 ヘルツの極低周波電磁場が存在する場合、DNA の再創造を指示することができます。また、情報伝達には磁場の存在が必要であることも示されました。著者らは、DNA の情報を伝達する極低周波場は、7.83 ヘルツから始まるシューマン共振（SR）のような自然界のものである可能性もあると述べています。

　神経科学者として知られる Michael Persinger も、地磁気と同程度の磁場が脳機能や情報伝達に及ぼす影響について多くの研究を行っています[349, 364]。彼は、SR と同程度の磁場環境を作ることで意識変容状態が引き起こされることを示しただけでなく、地磁気が占める空間に脳活動に関する情報が蓄積され、その情報に人間の脳がアクセスできることを詳細な理論で示唆しています[381]。また、Persinger は、地球の磁場が個人間の情報を運ぶ役割を果たし、神経ネットワークとの相互作用には、信号強度ではなく、この情報が重要であることを示唆しています[382]。地球の磁場は生物学的に関連した情報のキャリアです。さらに、人間は脳や心臓の周波数が地球磁場とオーバーラップしているため、生物学的に関連した情報の受信者であるだけでなく、地球磁場環境に情報を送り込むことができることを示唆しています。

■人間のエネルギーフィールド、人間の感情の集合体と惑星のエネルギーフィールドの相互接続

　私たちの第 4 の仮説はこうです。大勢の人々が心を込めて、思いやり、愛、調和のある状態を作ることで、より一貫性のある場の環境が生まれ、他の人々に利益をもたらし、現在の地球全体の不調和や混乱を相殺することができます。

　また、多数の人々がイベントや組織された地球平和のための瞑想に対して同じような感情的反応を示す場合、人間の感情と地球規模の場との間に相互作用があることを示す実質的な証拠があります[383-385]。例えば、量子物理学者の John Hagelin は、集団の力に関する研究を行い、次のように結論づけています。「瞑想は個人のストレスを解消するための効果的で科学的に証明された方法であり、社会が個人から構成されているのであれば、社会のストレスを同様に解消するために瞑想を利用することは常識です」[384]。

　1993 年にワシントン D.C. で行われた研究では、2,500 人の瞑想者が特定の期間に瞑想を行ったところ、犯罪率が 25％ 低下したという結果が出ています[385]。つまり、数千人の比較的小さなグループが、はるかに大きなグループに影響を与えることができたということです。そして、犯罪率が減少するのであれば、瞑想者のグループが社会的な紛争や戦争にも影響を与えることができるのではないかという疑問が投げかけられました。同様の実験は、1980 年代のイスラエルとレバノンの戦争のピーク時にも行われました。ハーバード大学の Charles Alexander 博士と John Davies 博士は、エルサレム、ユーゴスラビア、アメリカの経験豊富な瞑想者のグループを組織し、27 ヵ月間、さまざまな間隔で瞑想を行い、その地域に注意を集中させました。調査期間中の天候の変化、レバノン、イスラム教、キリスト教、ユダヤ教の祝日、警察の活動、グループの人数の変動、その他のさまざまな影響を統計的に計算した結

果、瞑想グループが配置されるたびにレバノンの暴力のレベルが 40％ から 80％ 減少し、瞑想者の数が最も多かったときに最大の減少が見られました。この期間中、1 日あたりの戦死者数の平均は 12 人から 3 人に減少し、70％ 以上の減少となりました。また、戦争による負傷者数は 68％ 減少しました。研究のもう一つの指標である紛争の激しさのレベルは 48％ 減少しました [383, 386]。

■人間の集合的な感情、乱数生成器と地磁気の相互関係

グローバル・コンシャス・プロジェクト（GCP）のチーフ・サイエンティストである Roger Nelson 元プリンストン大学教授は、人間の集団的な感情と地球規模の出来事との間に相互関係があることをさらに証明しました。GCP では、世界各地に設置された乱数発生器（RNG）のネットワークを管理しており、人間の感情がこれらの電子機器の乱数性に全世界的な相関関係で影響を与えていることを示唆する結果が得られました。Nelson は、このプロジェクトについて次のように述べています。GCP は、人間の意識について根本的な疑問を投げかける長期的な実験であり、世界に広がる物理デバイスのネットワーク上で、同期された集団的な注意力、つまり操作上定義されたグローバルな意識の影響を証明するものです。また、データ構造の異常を示す複数の指標があり、それらは人間にとって重要な瞬間と特に相関しています。この発見は、意識のある側面が直接、物質世界に影響を与えている可能性を示唆しています。これは挑発的な考えだが，いくつかの代替説明の中では最も実行可能なものであります [223]。

ネルソンはまた、参加している人々の数とその「重要性」のレベルによって定義される大規模なイベントほど、グローバル・ネットワークへの影響が大きくなるという明確な証拠も発見しています。興味深い発見は、世界の人口の大部分から高いレベルの感情を引き出すグローバルなイベントと、RNG によって生成されたランダムでない秩序の期間との間に有意な相関関係があることです [387]。2001 年 9 月 11 日の朝にアメリカで起きたテロ事件の際のネットワークの複数の独立した分析結果は、RNG のグローバルネットワークの出力が大きく変化したことと相関している。このグローバルネットワークのランダム性の中で、人間の感情がどのようにしてより一貫性を生み出すのか、そのメカニズムはまだ解明されていませんが、データは明らかに、人間の感情がそのような影響を与えることを示しています。さらに、このデータは、オッズ・アゲインスト・チャンス比が 10 億対 1 を超えることを示しています [388]。

深くて広い範囲に広がる思いやりが特徴的なイベントでは、GCP 効果がより強くなります [223]。真の思いやりの気持ちを実感したとき、私たちはよりコヒーレントな生理状態に移行する傾向があり [5]、その結果、よりコヒーレントな電磁波を環境に放射していることになります [378]。思いやりは、人々をまとめ、一貫性を持たせる感情状態です。私たちは、他者や、GCP のデータが示すように、地球場環境とつながるために、個人の存在のごく一部を投入しています。1998 年から 2008 年までの GCP データを調べた研究では、衛星による惑星間磁場（IMF）の極性と、GCP が定義した世界のイベント（瞑想、祝賀、自然災害、暴力など）が一致しました。研究結果は、

RNG の偏差は、感情的に重要な条件やエントロピーの変化と一致する正の IMF 極性に依存する可能性を示唆しています[389]。

GCP は、ネットワークで検出されたグローバルな効果を説明できる可能性のあるいくつかの理論モデルを調査しました。

■ GCP の分析結果を抜粋したものの要約

最後に、非線形動的場モデルは、個々の心が相互に影響し合っており、その相互作用が、個々の意識に依存するがそれに還元されない創発的な場の原因となっていることを提案している。このモデルでは、意識の動的で相互作用的な性質は物理的世界との微妙な相互作用も含んでおり、これらがGCP 実験で見られるような特定の異常現象の原因となっていることが示唆されている[223]。

私たちは、思いやりや他の肯定的な集団的感情に関連づけられている複数の集団的なイベントが潜在的に地磁気フィールドに含まれている可能性がある情報にどのように影響を与えるかを調査するのに十分な期間にわたって磁気データを持っていません。しかし、私たちの目標の一つは、ハートコヒーレント状態で、共有の意図を保持している多数の人々が地球のエネルギーと地磁気フィールドによって運ばれている生理学的にパターン化され、関連する情報をエンコードすることができるという仮説を検証することです。生きているシステムが実際に相互に接続されており、そのような生物学的および電磁場を介してお互いに通信している場合、それは人間が意識的にグローバルフィールド環境のコヒーレンスを増加させるために共創的な関係で一緒に働

くことができることは理にかなっています。同様に、フィールド環境がそれが含むかもしれない情報をフィールド内のすべての生活システムに分配することも理にかなっています。

もちろん、ある場所にいる人々の共有された意図が、遠く離れた場所にいる人々に影響を与えることができるという考えは、新しいものではありません。このようなアイデアは、さまざまな実験的文脈で意図を送信する祈り、瞑想やグループの効果を見てきた多くの研究の主題となっています[390-392]。

遠く離れた場所で、どうしてこのような影響を与え合うことができるのでしょうか？ 明確な答えはまだありませんが、私たちは意識と相互作用し影響を与える統一された場があると仮説を立てています。また、個別に生成されたコヒーレントな波は、インコヒーレンス状態からの波よりも、より大きな集合的な場の環境に結合される可能性が高いことを示唆しています。GCI の変化理論は、十分な数の個人が個人的なコヒーレンスを増加させると、社会的なコヒーレンス（家族、チーム、組織）の増加につながり、また、より多くの社会的単位（家族、学校、コミュニティなど）がよりコヒーレンスになるようになると、グローバルなコヒーレンスの増加につながり、そのすべてが人類とグローバルなフィールド環境との間の自己補強的なフィードバックループによって有効化され、促進されるというものです。

これは、すべての個人がグローバルなフィールド環境に貢献しており、一人ひとりの態度、意図、感情的経験が重要であることを意味しています。このことは、現在の地球上のネガティブな予測や紛争に圧倒

されていると感じている多くの個人にとって、力を与えてくれます。それは、彼らが自分の行動や意図が違いを作ることができること、そして自分自身のコヒーレンスを高めることによって、彼らはコヒーレンスの構築者となり、多くの人が現在起こっていると認識している変化を加速させるのに役立つ貢献をすることができることを理解するのに役立ちます。

より良い感情の自己調節、強化された幸福、より多くの自己責任、より良い健康、人々が経験する改善された人間関係の個人的な利点は、個人のためのプロセスを強化する強力な動機付け要因です。より多くの個人がますます自己調整され、意識的な意識の中で成長するように、個人の一貫性の増加は、社会的な一貫性を高めます。私たちの視点では、社会的、環境的、経済的な問題に対処するために必要な革新的な問題解決と直観的な判断力のような、新たなレベルの協力と協調を達成するためには、意識のシフトが必要です。やがて、より多くのコミュニティ、国家、国が、より首尾一貫した惑星観を採用することで、地球規模での一貫性が増していくことが示されるでしょう。

■ 結論 ■

　GCI の継続的な目標は、人類と地球のエネルギーシステムとの相互接続性の研究を深めることです。GCI では、地球の磁場が人間の精神や感情のプロセス、健康状態、集団行動にどのような影響を与えるのか、また、人間の集団的な感情や意思が地球の電磁場やエネルギー場にどのように運ばれるのか、そのメカニズムについて研究を行っています。これらの目的に向けて、こ

れまで説明してきたように、地球・電離層空洞の磁気共鳴や共鳴、地球の地磁気線共鳴を測定するために特別に設計された超高感度磁場検出器のグローバルネットワークが、世界各地の戦略的な場所に設置されています。これにより、人間の健康や行動が地球の地磁気によって変調されるメカニズムの理解が深まり、地磁気環境のどのような側面がその多様で特異的な影響を媒介しているのかがさらに明らかになることを期待しています。

相互接続性研究や HRV 研究から得られたデータは有益な結果をもたらしており、人間が惑星のエネルギー場の影響を受けていることを示します。GCI は、人間の感情や意識が、地磁気を含む惑星のエネルギー場と相互作用し、情報をコード化することで、潜在意識レベルで人と人との間で非局所的に情報が伝達され、事実上、すべての生命システムを結びつけ、集合意識の形を生み出していると仮説を立てています。このようにして、すべての人間と地球のエネルギーシステムの間には、フィードバックループが存在しているのです。

仮説の本質は、十分な個人や社会集団がそのコヒーレンスを高め、それを利用して意図的にグローバルフィールドでよりコヒーレンスな波動を作り出すとき、それはグローバルな意識を持ち上げるのに役立つだろうということです。これは、そのような人々の割合が増えて、よりバランスのとれた、自己調整された感情や反応に向かうときに達成されます。これは、社会の重要な社会問題、環境問題、経済問題に対処するための革新的な問題解決と直観的な見識における協力と協力を促進するのに役立てることができます。やがて、より多くの個人がグローバルなフィールドを安定させ、

家族、職場、コミュニティなどが社会的コ
ヒーレンスの向上を達成すると、グローバ
ルなコヒーレンスが高まります。これは、
各国が、社会的・経済的抑圧、戦争、文化
的不寛容、犯罪、環境への軽視などから、
より首尾一貫した惑星観を採用することに
よって示されるでしょう。

参 考 文 献

1. Gahery, Y. and D. Vigier, Inhibitory effects in the cuneate nucleus produced by vagoaortic afferent fibers. Brain Research, 1974. 75: p. 241-246.

2. Wölk, C. and M. Velden, Detection variability within the cardiac cycle: Toward a revision of the 'baroreceptor hypothesis'. Journal of Psychophysiology, 1987. 1: p. 61-65.

3. Wölk, C. and M. Velden, Revision of the baroreceptor hypothesis on the basis of the new cardiac cycle effect, in Psychobiology: Issues and Applications, N.W. Bond and D.A.T. Siddle, Editors. 1989, Elsevier Science Publishers B.V.: North-Holland. p. 371-379.

4. Lane, R.D., et al., Activity in medial prefrontal cortex correlates with vagal component of heart rate variability during emotion. Brain and Cognition, 2001. 47: p. 97-100.

5. McCraty, R., Atkinson, M., Tomasino, D., & Bradley, R. T, The coherent heart: Heart-brain interactions, psychophysiological coherence, and the emergence of system-wide order. Integral Review, 2009. 5(2): p. 10-115.

6. McCraty, R., M. Atkinson, and R.T. Bradley, Electrophysiological evidence of intuition: Part 2. A system-wide process? J Altern Complement Med, 2004. 10(2): p. 325-36.

7. Svensson, T.H. and P. Thoren, Brain noradrenergic neurons in the locus coeruleus: Inhibition by blood volume load through vagal afferents. Brain Research, 1979. 172(1): p. 174-178.

8. Schandry, R. and P. Montoya, Event-related brain potentials and the processing of cardiac activity. Biological Psychology, 1996. 42: p. 75-85.

9. Montoya, P., R. Schandry, and A. Muller, Heartbeat evoked potentials(HEP): Topography and influence of cardiac awareness and focus of attention. Electroencephalography and Clinical Neurophysiology, 1993. 88: p. 163-172.

10. Zhang, J.X., R.M. Harper, and R.C. Frysinger, Respiratory modulation of neuronal discharge in the central nucleus of the amygdala during sleep and waking states. Experimental Neurology, 1986. 91: p. 193-207.

11. Armour, J.A., Anatomy and function of the intrathoracic neurons regulating the mammalian heart, in Reflex Control of the Circulation, I.H. Zucker and J.P. Gilmore, Editors. 1991, CRC Press: Boca Raton. p. 1-37.

12. Armour, J.A., Potential clinical relevance of the 'little brain' on the mammalian heart. Exp Physiol, 2008. 93(2): p. 165-76.

13. Armour, J.A., Neurocardiology-Anatomical and functional principles2003, Boulder Creek, CA: HeartMath Research Center, HeartMath Institute, Publication No. 03-011.

14. Armour, J.A. and J.L. Ardell, eds. Neurocardiology. 1994, Oxford University Press: New York.

15. Cameron, O.G., Visceral Sensory Neuroscience: Interception2002, New York: Oxford University Press.

16. Kukanova, B. and B. Mravec, Complex intracardiac nervous system. Bratisl Lek Listy, 2006. 107(3): p. 45-51.

17. Armour, J.A., Peripheral autonomic neuronal interactions in cardiac regulation, in Neurocardiology, J.A. Armour and J.L. Ardell, Editors. 1994, Oxford University Press: New York. p. 219-244.

18. Cantin, M. and J. Genest, The heart as an endocrine gland. Pharmacol Res Commun, 1988. 20 Suppl 3: p. 1-22.

19. Strohle, A., et al., Atrial natriuretic hormone decreases endocrine response to a combined dexamethasone-corticotropin-releasing hormone test. Biol Psychiatry, 1998. 43(5): p. 371-5.

20. Butler, G.C., B.L. Senn, and J.S. Floras, Influence of atrial natriuretic factor on heart rate variability in normal men. Am J Physiol, 1994. 267(2 Pt 2): p. H500-5.

21. Vollmar, A.M., et al., A possible linkage of atrial natriuretic peptide to the immune system. Am J Hypertens, 1990. 3(5 Pt 1): p. 408-11.

22. Telegdy, G., The action of ANP, BNP and related peptides on motivated behavior in rats. Reviews in the Neurosciences, 1994. 5(4): p. 309-315.

23. Huang, M., et al., Identification of novel catecholaminecontaining cells not associated with sympathetic neurons in cardiac muscle. Circulation, 1995. 92(8(Suppl)): p. I-59.

24. Gutkowska, J., et al., Oxytocin is a cardiovascular hormone. Brazilian Journal of Medical and Biological Research, 2000. 33: p. 625-633.

25. Hilton, J., On the Influence of Mechanical and Physiological Rest1863, london: Bell and Daldy.

26. Shapiro, A.P., Hypertension and Stress:

A Unified Concept1996, Mahwah, NJ: Lawrence Erlbaum Associates.

27. Fauvel, J.P., et al., Mental stress-induced increase in blood pressure is not related to baroreflex sensitivity in middle-aged healthy men. Hypertension, 2000. 35(4): p. 887-91.

28. Freeman, L.J., et al., Psychological stress and silent myocardial ischemia. Am Heart J, 1987. 114(3): p. 477-82.

29. Lecomte, D., P. Fornes, and G. Nicolas, Stressful events as a trigger of sudden death: a study of 43 medicolegal autopsy cases [see comments]. Forensic Sci Int, 1996. 79(1): p. 1-10.

30. Aboa-Eboule, C., et al., Job strain and risk of acute recurrent coronary heart disease events. Jama, 2007. 298(14): p. 1652-60.

31. Henry, J.P., Mechanisms by which stress can lead to coronary heart disease. Postgrad Med J, 1986. 62(729): p. 687-93.

32. Cas, L.D., et al., [Stress and ischemic heart disease]. Cardiologia, 1993. 38(12 Suppl 1): p. 415-25.

33. Brunckhorst, C.B., et al., [Stress, depression and cardiac arrhythmias]. Ther Umsch, 2003. 60(11): p. 673-81.

34. Kageyama, T., et al., Self-reported sleep quality, job stress, and daytime autonomic activities assessed in terms of short-term heart rate variability among male white-collar workers. Ind Health, 1998. 36(3): p. 263-72.

35. Chandola, T., E. Brunner, and M. Marmot, Chronic stress at work and the metabolic syndrome: prospective study. Bmj, 2006. 332(7540): p. 521-5.

36. Griffith, L.S., B.J. Field, and P.J. Lustman, Life stress and social support in diabetes: association with glycemic control. Int J Psychiatry Med, 1990. 20(4): p. 365-72.

37. Delamater, A.M., et al., Stress and coping in relation to metabolic control of adolescents with type I diabetes. Journal of Developmental Behavioral Pediatrics, 1987. 8: p. 136-140.

38. Goldstein, D.S., Stress, allostatic load, catecholamines, and other neurotransmitters in neurodegenerative diseases. Endocr Regul, 2011. 45(2): p. 91-8.

39. Frese, M., Stress at work and psychosomatic complaints: a causal interpretation. Journal of Applied Psychology, 1985. 70(2): p. 314.

40. Gaines, J. and J. Jermier, Emotional exhaustion in a high stress organization. Academy of Management Journal, 1983. 26(4): p. 567-586.

41. Fowers, B., Perceived control, illness status, stress and adjustment to cardiac illness. Journal of Psychology, 1994. 128(5): p. 567-579.

42. Brotman, D.J., S.H. Golden, and I.S. Wittstein, The cardiovascular toll of stress. Lancet, 2007. 370(9592): p. 1089-100.

43. Marchand, A. and P. Durand, Psychological distress, depression, and burnout: similar contribution of the job demand-control and job demand-control-support models? J Occup Environ Med, 2011. 53(2): p. 185-9.

44. Fredrickson, B.L., Positive emotions, in Handbook of Positive Psychology, C.R. Snyder and S.J. Lopez, Editors. 2002, Oxford University Press: New York. p. 120-134.

45. Isen, A.M., Positive affect, in Handbook of Cognition and Emotion, T. Dalgleish and M. Power, Editors. 1999, John Wiley & Sons: New York. p. 522-539.

46. Wichers, M.C., et al., Evidence that moment-to-moment variation in positive emotions buffer genetic risk for depression: a momentary assessment twin study. Acta Psychiatr Scand, 2007. 115(6): p. 451-7.

47. Fredrickson, B.L., The role of positive emotions in positive psychology. The broaden-and-build theory of positive emotions. American Psychologist, 2001. 56(3): p. 218-226.

48. Fredrickson, B.L. and T. Joiner, Positive emotions trigger upward spirals toward emotional well-being. Psychological Science, 2002. 13(2): p. 172-175.

49. Fredrickson, B.L., et al., What good are positive emotions in crises? A prospective study of resilience and emotions following the terrorist attacks on the United States on September 11th, 2001. Journal of Personality and Social Psychology, 2003. 84(2): p. 365-376.

50. McCraty, R. and D. Tomasino, Emotional stress, positive emotions, and psychophysiological coherence, in Stress in Health and Disease, B.B. Arnetz and R. Ekman, Editors. 2006, Wiley-VCH: Weinheim, Germany. p. 342-365.

51. McCraty, R., et al., The effects of emotions on short-term power spectrum analysis of heart rate variability. Am J Cardiol, 1995. 76(14): p. 1089-93.

52. Rein, G., M. Atkinson, and R. McCraty, The physiological and psychological effects of compassion and anger. Journal of Advancement in Medicine, 1995. 8(2): p. 87-105.

53. McCraty, R. and M. Atkinson, Resilence Training Program Reduces Physiological and Psychological Stress in Police Officers. Global Advances in Health and Medicne, 2012. 1(5): p. 44-66.

54. Luthar, S.S., D. Cicchetti, and B. Becker, The construct of resilience: a critical evaluation and guidelines for future work. Child Dev, 2000. 71(3): p. 543-62.

55. Lieberman, M.D., Social cognitive neuroscience: A review of core processes, in Annual Review of Psychology2007, Annual Reviews: Palo Alto. p. 259-289.

56. Baumeister, R.F., et al., Self-regulation and personality: how interventions increase regulatory success, and how depletion moderates the effects of traits on behavior. J Pers, 2006. 74(6): p. 1773-801.

57. Antonovksy, A., Unraveling The Mystery of Health: How People Manage Stress and Stay Well. San Francisco: Jossey-Bass, 1987. Cited in: Tresolini, CP and the Pew-Fetzer Task Force. "Health Professions Education and Relationship-Centered Care" San Francisco: Pew Health Professions Commission and the Fetzer Institute, 1994 p. 15.1987.

58. McCraty, R. and M. Zayas, Cardiac coherence, self-regulation, autonomic stability, and psychosocial well-being. Frontiers in Psychology, 2014. 5(September): p. 1-13.

59. McCraty, R., Childre, D, Coherence: Bridging Personal, Social and Global Health. Alternative Therapies in Health and Medicine, 2010. 16(4): p. 10-24.

60. Nerurkar, A., et al., When physicians counsel about stress: results of a national study. JAMA Intern Med, 2013. 173(1): p. 76-7.

61. Avey, H., et al., Health care providers' training, perceptions, and practices regarding stress and health outcomes. J Natl Med Assoc, 2003. 95(9): p. 833, 836-45.

62. Cummings, N.A. and G.R. VandenBos, The twenty years Kaiser-Permanente experience with psychotherapy and medical utilization: implications for national health policy and national health insurance. Health Policy Q, 1981. 1(2): p. 159-75.

63. Grossarth-Maticek, R. and H.J. Eysenck, Self-regulation and mortality from cancer, coronary heart disease and other causes: A prospective study. Personality and Individual Differences, 1995. 19(6): p. 781-795.

64. Pressman, S.D., M.W. Gallagher, and S.J. Lopez, Is the emotion-health connection a "first-world problem"? Psychol Sci, 2013. 24(4): p. 544-9.

65. Mittleman, M.A., et al., Triggering of acute myocardial infarction onset by episodes of anger. Determinants of Myocardial Infarction Onset Study Investigators. Circulation, 1995. 92(7): p. 1720-5.

66. Lyubomirsky, S., L. King, and E. Diener, The benefits of frequent positive affect: does happiness lead to success? Psychol Bull, 2005. 131(6): p. 803-55.

67. Danner, D.D., D.A. Snowdon, and W.V. Friesen, Positive emotions in early life and longevity: Findings from the nun study. Journal of Personality and Social Psychology, 2001. 80(5): p. 804-813.

68. Kawachi, I., et al., Prospective study of phobic anxiety and risk of coronary heart disease in men. Circulation, 1994. 89(5): p. 1992-7.

69. Grossarth-Maticek, R. and H.J. Eysenck, Creative novation behaviour therapy as a prophylactic treatment for cancer and coronary heart disease: Part I--Description of treatment [pub- lished erratum appears in Behav Res Ther 1993 May;31(4):437] [see comments]. Behav Res Ther, 1991. 29(1): p. 1-16.

70. Kubzansky, L.D., et al., Is worrying bad for your heart? A prospective study of worry and coronary heart disease in the Normative Aging Study. Circulation, 1997. 95(4): p. 818-824.

71. Rosenman, R.H., The independent roles of diet and serum lipids in the 20th-century rise and decline of coronary heart disease mortality. Integr Physiol Behav Sci, 1993. 28(1): p. 84-98.

72. Penninx, B.W., et al., Effects of social support and personal coping resources on mortality in older age: the Longitudinal Aging Study Amsterdam. Am J Epidemiol, 1997. 146(6): p. 510-9.

73. Allison, T.G., et al., Medical and economic costs of psychologic distress in patients with coronary artery disease. Mayo Clinic Proceedings, 1995. 70(8): p. 734-742.

74. Eysenck, H.J., Personality, stress and cancer: Prediction and prophylaxis. British Journal of Medical Psychology, 1988. 61(Pt 1): p. 57-75.

75. Thomas, S.A., et al., Psychosocial factors and survival in the cardiac arrhythmia suppression trial (CAST): a reexamination. Am J Crit Care, 1997. 6(2): p. 116-126.

76. Siegman, A.W., et al., Dimensions of anger and CHD in men and women: self-ratings versus spouse ratings. J Behav Med, 1998. 21(4): p. 315-36.

77. Carroll, D., et al., Blood pressure reactions to the cold pressor test and the prediction of ischaemic heart disease: data from the Caerphilly Study. Journal of Epidemiology and Community Health, 1998. 52: p. 528-529.

78. Dolcos, F., A.D. Iordan, and S. Dolcos, Neural correlates of emotion-cognition interactions: A review of evidence from brain imaging investigations. J Cogn Psychol (Hove), 2011. 23(6): p. 669-694.

79. Damasio, A.R., Descartes' Error: Emotion, Reason and the Human Brain1994, New

York: G.P. Putnam's Sons.

80. Goleman, D., Emotional Intelligence1995, New York: Bantam Books.

81. McCraty, R. and D. Childre, Coherence: bridging personal, social, and global health. Altern Ther Health Med, 2010. 16(4): p. 10-24.

82. Porges, S.W., The polyvagal perspective. Biol Psychol, 2007. 74(2): p. 116-43.

83. Shaffer, F., R. McCraty, and C. Zerr, A healthy heart is not a metronome: An integrative review of the heart's anatomy and heart rate variability. Frontiers in Psychology, 2014. 5:1040.

84. Singer, D.H., et al., Low heart rate variability and sudden cardiac death. Journal of Electrocardiology, 1988(Supplemental issue): p. S46-S55.

85. Singer, D.H., High heart rate variability, marker of healthy longevity. Am J Cardiol, 2010. 106(6): p. 910.

86. Geisler, F.C., et al., Cardiac vagal tone is associated with social engagement and self-regulation. Biol Psychol, 2013. 93(2): p. 279-86.

87. Reynard, A., et al., Heart rate variability as a marker of self-regulation. Appl Psychophysiol Biofeedback, 2011. 36(3): p. 209-15.

88. Segerstrom, S.C. and L.S. Nes, Heart rate variability reflects self-regulatory strength, effort, and fatigue. Psychol Sci, 2007. 18(3): p. 275-81.

89. Thayer, J.F., et al., Heart rate variability, prefrontal neural function, and cognitive performance: the neurovisceral integration perspective on self-regulation, adaptation, and health. Ann Behav Med, 2009. 37(2): p. 141-53.

90. Camm, A.J., et al., Heart rate variability standards of measurement, physiological interpretation, and clinical use. Task Force of the European Society of Cardiology and the North American Society of Pacing and Electrophysiology. Circulation, 1996. 93(5): p. 1043-1065.

91. Hon, E.H. and S.T. Lee, Electronic evaluations of the fetal heart rate patterns preceeding fetal death: further observations. American Journal of Obstetric Gynecology, 1965. 87: p. 814-826.

92. Braune, H.J. and U. Geisendorfer, Measurement of heart rate variations: influencing factors, normal values and diagnostic impact on diabetic autonomic neuropathy. Diabetes Res Clin Pract, 1995. 29(3): p. 179-87.

93. Vinik, A.I., et al., Diabetic autonomic neuropathy. Diabetes Care, 2003. 26(5): p. 1553-79.

94. Ewing, D., I. Campbell, and B. Clarke, Mortality in diabetic autonomic neuropathy. Lancet, 1976. 1: p. 601-603.

95. Wolf, M.M., et al., Sinus arrhythmia in acute mycardial infarction. Medical Journal of Australia, 1978. 2: p. 52-53.

96. Umetani, K., et al., Twenty-four hour time domain heart rate variability and heart rate: relations to age and gender over nine decades. J Am Coll Cardiol, 1998. 31(3): p. 593-601.

97. Dekker, J.M., et al., Heart rate variability from short electro-cardiographic recordings predicts mortality from all causes in middle-aged and elderly men. The Zutphen Study. American Journal of Epidemiology, 1997. 145(10): p. 899-908.

98. Tsuji, H., et al., Reduced heart rate variability and mortality risk in an elderly cohort. The Framingham Heart Study. Circulation, 1994. 90(2): p. 878-883.

99. Berntson, G.G., et al., Cardiac autonomic balance versus cardiac regulatory capacity. Psychophysiology, 2008. 45(4): p. 643-52.

100. Beauchaine, T., Vagal tone, development, and Gray's motivational theory: toward an integrated model of autonomic nervous system functioning in psychopathology. Dev Psychopathol, 2001. 13(2): p. 183-214.

101. Geisler,F.andT.Kubiak,Heartratevariabilitypredictsself‐control in goal pursuit. European Journal of Personality, 2009. 23(8): p. 623-633.

102. Appelhans, B. and L. Luecken, Heart Rate Variability as an Index of Regulated Emotional Responding. Review of General Psychology, 2006. 10(3): p. 229-240.

103. Geisler, F., et al., The impact of heart rate variability on subjective well-being is mediated by emotion regulation. Personality and Individual Differences, 2010. 49(7): p. 723-728.

104. Smith, T.W., et al., Matters of the variable heart: respiratory sinus arrhythmia response to marital interaction and associations with marital quality. J Pers Soc Psychol, 2011. 100(1): p. 103-19.

105. Nasermoaddeli,A., M.Sekine, and S.Kagamimori, Association between sense of coherence and heart rate variability in healthy subjects. Environ Health Prev Med, 2004. 9(6): p. 272-4.

106. Zohar, A., R. Cloninger, and R. McCraty, Personality and Heart Rate Variability: Exploring Pathways from Personality to Cardiac Coherence and Health. Open Journal of Social Sciences, 2013. 1(6): p. 32-39.

107. Ramaekers, D., et al., Association between cardiac autonomic function and coping style in healthy subjects. Pacing Clin

Electrophysiol, 1998. 21(8): p. 1546-52.

108. Lloyd, A., Brett, D., Wesnes, K., Coherence Training Improves Cognitive Functions and Behavior In Children with ADHD. Alternative Therapies in Health and Medicine, 2010. 16(4): p. 34-42.

109. Ginsberg, J.P., Berry, M.E., Powell, D.A., Cardiac Coherence and PTSD in Combat Veterans. Alternative Therapies in Health and Medicine, 2010. 16(4): p. 52-60.

110. Bradley, R.T., et al., Emotion self-regulation, psychophysiological coherence, and test anxiety: results from an experiment using electrophysiological measures. Appl Psychophysiol Biofeedback, 2010. 35(4): p. 261-83.

111. Lehrer, P.M., et al., Heart rate variability biofeedback increases baroreflex gain and peak expiratory flow. Psychosomatic Medicine, 2003. 65(5): p. 796-805.

112. Bedell, W., Coherence and hearlth care cost - RCA acturial study: A cost-effectivness cohort study. Alternative Therapies in Health and Medicine, 2010. 16(4): p. 26-31.

113. Alabdulgader, A., Coherence: A Novel Nonpharmacological Modality for Lowering Blood Pressure in Hypertensive Patients. Global Advances in Health and Medicne, 2012. 1(2): p. 54-62.

114. McCraty, R., et al., New hope for correctional officers: an innovative program for reducing stress and health risks. Appl Psychophysiol Biofeedback, 2009. 34(4): p. 251-72.

115. McCraty, R., M. Atkinson, and D. Tomasino, Impact of a workplace stress reduction program on blood pressure and emotional health in hypertensive employees. J Altern Comple- ment Med, 2003. 9(3): p. 355-69.

116. McCraty, R., et al., The impact of a new emotional self-management program on stress, emotions, heart rate variability, DHEA and cortisol. Integr Physiol Behav Sci, 1998. 33(2): p. 151-70.

117. Oppenheimer, S. and D. Hopkins, Suprabulbar neuronal regulation of the heart, in Neurocardiology, J.A. Armour and J.L. Ardell, Editors. 1994, Oxford University Press: New York. p. 309-341.

118. Hopkins, D. and H. Ellenberger, Cardiorespiratory neurons in the mudulla oblongata: Input and output relationhsips, in Neurocardiology, J.A. Armour and J.L. Ardell, Editors. 1994, Oxford University Press: New York. p. 219-244.

119. Beaumont, E., et al., Network interactions within the canine intrinsic cardiac nervous system: implications for reflex control of regional cardiac function. J Physiol, 2013.

591(Pt 18): p. 4515-33.

120. Hainsworth, R., The control and physiological importance on heart rate, in Heart Rate Variability, M. Malik and A.J. Camm, Editors. 1995, Futura Publishing Company, Inc.: Armonk NY. p. 3-19.

121. Palatini, P., Elevated heart rate as a predictor of increased cardiovascular morbidity. J Hypertens Suppl, 1999. 17(3): p. S3-10.

122. Stampfer, H.G., The relationship between psychiatric illness and the circadian pattern of heart rate. Aust N Z J Psychiatry, 1998. 32(2): p. 187-98.

123. Stampfer, H.G. and S.B. Dimmitt, Variations in circadian heart rate in psychiatric disorders: theoretical and practical implica- tions. ChronoPhysiology and Therapy, 2013. 3: p. 41–50.

124. Opthof, T., The normal range and determinants of the intrinsic heart rate in man. Cardiovasc Res, 2000. 45(1): p. 177-84.

125. Umetani, K., C.L. Duda, and D.H. Singer. Aging effects on cycle length dependence of heart rate variability. in Biomedical Engineering Conference, 1996. 1996. Proceedings of the 1996 Fifteenth Southern. IEEE.

126. Electrophysiology, T.F.o.t.E.S.o.C.a.t.N.A.S .o.P.a., Heart rate variability: Standards of measurement, physiological interpretation, and clinical use. Circulation, 1996. 93: p. 1043-1065.

127. Hirsch, J.A. and B. Bishop, Respiratory sinus arrhythmia in humans: How breathing pattern modulates heart rate. American Journal of Physiology, 1981. 241(4): p. H620-H629.

128. Eckberg, D.L., Human sinus arrhythmia as an index of vagal outflow. Journal of Applied Physiology, 1983. 54: p. 961-966.

129. Malliani, A., Association of Heart Rate Variability components with physiological regulatory mechanisms, in Heart Rate Variability, M. Malik and A.J. Camm, Editors. 1995, Futura Publishing COmpany, Inc.: Armonk NY. p. 173-188.

130. de Boer, R.W., J.M. Karemaker, and J. Strackee, Hemodynamic fluctuations and baroreflex sensitivity in humans: a beat-to-beat model. Am J Physiol, 1987. 253(3 Pt 2): p. H680-9.

131. Baselli, G., et al., Model for the assessment of heart period variability interactions of respiration influences. Medical and Biological Engineering and Computing, 1994. 32(2): p. 143- 152.

132. Ahmed, A.K., J.B. Harness, and A.J. Mearns, Respiratory Control of Heart Rate. Eur J

Appl Physiol, 1982. 50: p. 95-104.

133. Tiller,W.A.,R.McCraty,and M.Atkinson,Car diaccoherence:a new, noninvasive measure of autonomic nervous system order. Altern Ther Health Med, 1996. 2(1): p. 52-65.

134. Brown,T.E.,etal.,Importantinfluenceofrespira tiononhuman R-R interval power spectra is largely ignored. J Appl Physiol (1985), 1993. 75(5): p. 2310-7.

135. Malliani, A., et al., Power spectral analysis of cardiovascular variability in patients at risk for sudden cardiac death. J Cardiovasc Electrophysiol, 1994. 5(3): p. 274-86.

136. Pal, G.K., et al., Sympathovagal imbalance contributes to prehypertension status and cardiovascular risks attributed by insulin resistance, inflammation, dyslipidemia and oxidative stress in first degree relatives of type 2 diabetics. PLoS One, 2013. 8(11): p. e78072.

137. Pagani, M., F. Lombardi, and S. Guzzette, Power spectral analysis of heart rate and arterial pressure variabilities as a marker of sympatho-vagal interaction in man and conscious dog. Circulation Research, 1986. 59: p. 178-184.

138. Axelrod, S., et al., Spectral analysis of fluctuations in heart rate: An objective evaluation. Nephron, 1987. 45: p. 202-206.

139. Schmidt, H., et al., Autonomic dysfunction predicts mortality in patients with multiple organ dysfunction syndrome of different age groups. Crit Care Med, 2005. 33(9): p. 1994-2002.

140. Hadase, M., et al., Very low frequency power of heart rate variability is a powerful predictor of clinical prognosis in patients with congestive heart failure. Circ J, 2004. 68(4): p. 343-7.

141. Tsuji, H., et al., Impact of reduced heart rate variability on risk for cardiac events. The Framingham Heart Study. Circulation, 1996. 94(11): p. 2850-5.

142. Bigger, J.T., Jr., et al., Frequency domain measures of heart period variability and mortality after myocardial infarction. Circulation, 1992. 85(1): p. 164-71.

143. Shah, A.J., et al., Posttraumatic stress disorder and impaired autonomic modulation in male twins. Biol Psychiatry, 2013. 73(11): p. 1103-10.

144. Lampert,R.,etal., Decreased heart rate variability is associated with higher levels of inflammation in middle-aged men. Am Heart J, 2008. 156(4): p. 759 e1-7.

145. Carney,R.M.,etal., Heart rate variability and markers of inflammation and coagulation in depressed patients with coronary heart

disease. J Psychosom Res, 2007. 62(4): p. 463-7.

146. Theorell,T.,etal., Saliva testosterone and heart rate variability in the professional symphony orchestra after "public faintings" of an orchestra member. Psychoneuroendocr inology, 2007. 32(6): p. 660-8.

147. Kleiger, R.E., P.K. Stein, and J.T. Bigger, Jr., Heart rate variability: measurement and clinical utility. Ann Noninvasive Electrocardiol, 2005. 10(1): p. 88-101.

148. Akselrod, S., et al., Power spectrum analysis of heart rate fluctuation: a quantitative probe of beat-to-beat cardiovascular control. Science, 1981. 213(10): p. 220-222.

149. Cerutti, S., A.M. Bianchi, and L.T. Mainardi, Spectral analysis of the heart rate variability signal, in Heart Rate Variability, M. Malik and A.J. Camm, Editors. 1995, Futura Publishing COmpany, Inc.: Armonk NY. p. 63-74.

150. Murphy, D.A., et al., The heart reinnervates after transplantation. Ann Thorac Surg, 2000. 69(6): p. 1769-81.

151. Ramaekers, D., et al., Heart rate variability after cardiac trans- plantation in humans. Pacing Clin Electrophysiol, 1996. 19(12 Pt 1): p. 2112-9.

152. Kember,G.,etal., Competition model for aperiodic stochastic resonance in a Fitzhugh-Nagumo model of cardiac sensory neurons. Physical Review E, 2001. 63(4 Pt 1): p. 041911.

153. Kember, G.C., et al., Aperiodic stochastic resonance in a hysteretic population of cardiac neurons. Physical Review E, 2000. 61(2): p. 1816-1824.

154. Berntson, G.G., et al., Heart rate variability: origins, methods, and interpretive caveats. Psychophysiology, 1997. 34(6): p. 623-48.

155. Huikuri, H.V., et al., Circadian rhythms of frequency domain measures of heart rate variability in healthy subjects and patients with coronary artery disease. Effects of arousal and upright posture. Circulation, 1994. 90(1): p. 121-6.

156. Singh,R.B.,etal.,Circadianheartrateandblood pressurevari- ability considered for research and patient care. Int J Cardiol, 2003. 87(1): p. 9-28; discussion 29-30.

157. Bernardi, L., et al., Physical activity influences heart rate variability and very-low-frequency components in Holter elec-trocardiograms. Cardiovasc Res, 1996. 32(2): p. 234-7.

158. Stein,P.K.,etal., Traditional and nonlinear heart rate variability are each independently associated with mortality after myocar- dial

infarction. J Cardiovasc Electrophysiol, 2005. 16(1): p. 13-20.

159. Kleiger, R.E., et al., Decreased heart rate variability and its association with increased mortality after acute myocardial infarction. American Journal of Cardiology, 1987. 59(4): p. 256-262.

160. Damasio, A., Looking for Spinoza: Joy, Sorrow, and the Feeling Brain2003, Orlando: Harcourt.

161. Stein, J., ed. The Random House College Dictionary. 1975, Random House: New York. 261.

162. Strogatz,S.andI.Stewart, Coupled Oscillators and Biological Synchronization. Scientific American, 1993(December): p. 102-109.

163. Tiller,W.A.,R.McCraty, and M.Atkinson, Cardiac coherence : A new, noninvasive measure of autonomic nervous system order. Alternative Therapies in Health and Medicine, 1996. 2(1): p. 52-65.

164. Bradley, R.T. and K.H. Pribram, Communication and stability in social collectives. Journal of Social and Evolutionary Systems, 1998. 21(1): p. 29-80.

165. Ho, M.-W., The Rainbow and the Worm: The Physics of Organisms2005, Singapore: World Scientific Publishing Co.

166. Leon, E., et al., Affect-aware behavior modelling and control inside an intelligent environment Pervasive and Mobile Computing doi:10.1016/j.pmcj.2009.12.002, 2010.

167. Hasan, Y., L. Begue, and B.J. Bushman, Violent video games stress people out and make them more aggressive. Aggress Behav, 2013. 39(1): p. 64-70.

168. McCraty,R.,etal.,The effects of emotions on short-term power spectrum analysis of heart rate variability. American Journal of Cardiology, 1995. 76(14): p. 1089-1093.

169. Pribram, K.H. and F.T. Melges, Psychophysiological basis of emotion, in Handbook of Clinical Neurology, P.J. Vinken and G.W. Bruyn, Editors. 1969, North-Holland Publishing Com- pany: Amsterdam. p. 316-341.

170. Bradley, R.T., Charisma and Social Structure: A Study of Love and Power, Wholeness and Transformation1987, New York: Paragon House.

171. LeDoux, J., The Emotional Brain: The Mysterious Underpinnings of Emotional Life1996, New York: Simon and Schuster.

172. Miller, G.A., E.H. Galanter, and K.H. Pribram, Plans and the Structure of Behavior1960, New York: Henry Holt & Co.

173. Pribram,K.H., Feelings as monitors, in Feelings and Emotions, M.B. Arnold, Editor

1970, Academic Press: New York. p. 41- 53.

174. Olatunji,B.O.,etal., Heightened attentional capture by threat in veterans with PTSD. J Abnorm Psychol, 2013. 122(2): p. 397-405.

175. Pribram, K.H. and D. McGuinness, Arousal, activation, and effort in the control of attention. Psychological Review, 1975. 82(2): p. 116-149.

176. Pribram,K.H., Languages of the Brain : Experimental Paradoxes and Principals in Neuropsychology1971, New York: Brandon House.

177. Frysinger, R.C. and R.M. Harper, Cardiac and respiratory cor- relations with unit discharge in epileptic human temporal lobe. Epilepsia, 1990. 31(2): p. 162-171.

178. Childre, D.L., Freeze-Frame®, Fast Action Stress Relief1994, Boulder Creek: Planetary Publications.

179. Childre,D.and H.Martin, The Heart Math Solution 1999, San Francisco: Harper San Francisco.

180. Childre, D. and B. Cryer, From Chaos to Coherence: The Power to Change Performance2000, Boulder Creek, CA: Planetary.

181. Childre, D. and D. Rozman, Overcoming Emotional Chaos: Eliminate Anxiety, Lift Depression and Create Security in Your Life2002, San Diego: Jodere Group.

182. Childre, D. and D. Rozman, Transforming Stress: The HeartMath Solution to Relieving Worry, Fatigue, and Tension2005, Oakland, CA: New Harbinger Publications.

183. Lehrer,P.,etal., Heart rate variability biofeedback : effectsof age on heart rate variability, baroreflex gain, and asthma. Chest, 2006. 129(2): p. 278-84.

184. Ratanasiripong, P., N. Ratanasiripong, and D. Kathalae, Biofeedback Intervention for Stress and Anxiety among Nursing Students: A Randomized Controlled Trial. International Scholarly Research Network Nurs. 2012;2012:827972, 2012.

185. Beckham, A.J., T.B. Greene, and S. Meltzer-Brody, A pilot study of heart rate variability biofeedback therapy in the treatment of perinatal depression on a specialized perinatal psychiatry inpatient unit. Arch Womens Ment Health, 2013. 16(1): p. 59-65.

186. Siepmann, M., et al., A pilot study on the effects of heart rate variability biofeedback in patients with depression and in healthy subjects. Appl Psychophysiol Biofeedback, 2008. 33(4): p. 195-201.

187. Hallman, D.M., et al., Effects of heart rate variability biofeedback in subjects with stress-related chronic neck pain: a pilot

study. Appl Psychophysiol Biofeedback, 2011. 36(2): p. 71-80.

188. Henriques, G., et al., Exploring the effectiveness of a computerbased heart rate variability biofeedback program in reducing anxiety in college students. Appl Psychophysiol Biofeedback, 2011. 36(2): p. 101-12.

189. Lin, G., et al., Heart rate variability biofeedback decreases blood pressure in prehypertensive subjects by improving autonomic function and baroreflex. J Altern Complement Med, 2012. 18(2): p. 143-52.

190. McCraty,R. and D.Tomasino, Coherence-building techniques and heart rhythm coherence feedback: New tools for stress reduction, disease prevention, and rehabilitation, in Clinical Psychology and Heart Disease, E. Molinari, A. Compare, and G. Parati, Editors. 2006, Springer-Verlag: Milan, Italy.

191. Li, W.-C., et al., The Investigation of Visual Attention and Workload by Experts and Novices in the Cockpit, in Engineering Psychology and Cognitive Ergonomics. Applications and Services, D. Harris, Editor 2013, Springer Berlin Heidelberg. p. 167-176.

192. Luskin, F., K. Newell, and W. Haskell, Stress management training of elderly patients with congestive heart failure: pilot study. Preventive Cardiology, 1999. 2: p. 101-104.

193. Weltman, G., et al., Police Department Personnel Stress Resilience Training: An Institutional Case Study. Global Advances in Health and Medicne, 2014. 3(2): p. 72-79.

194. Lehrer,P.,Y.Sasaki, and Y.Saito, Zazen and cardiac variability. Psychosomatic Medicine, 1999. 61: p. 812-821.

195. Kim,D.-K.,etal., Dynamic correlations between heart and brain rhythm during Autogenic meditation. Front. Hum. Neurosci., 2013. 7:414.

196. Peng,C.K.,etal.,Exaggeratedheartrateoscilla tionsduringtwo meditation techniques. Int J Cardiol, 1999. 70(2): p. 101-7.

197. Wu, S.D. and P.C. Lo, Inward-attention meditation increases parasympathetic activity: a study based on heart rate variability. Biomed Res, 2008. 29(5): p. 245-50.

198. Phongsuphap,S. and Y.Pongsupap, Analysis of Heart Rate Variability during Meditation by a Pattern Recognition Method Computing in Cardiology, 2011. 38: p. 197-200.

199. Stanley, R., Types or prayer, heart rate variablity and innate healing Zygon, 2009. 44(4): p. 825-846.

200. Bernardi,L.,etal., Effect of rosary prayer and yoga mantras on autonomic cardiovascular rhythms: Comparative study. BMJ, 2001. 323: p. 1446-1449.

201. Stanley, R., Types of Prayer, Heart Rate Variablity and Innate Healing Zygon 2009. 44(4).

202. Lehrer, P., et al., Effects of rhythmical muscle tension at 0.1Hz on cardiovascular resonance and the baroreflex. Biol Psychol, 2009. 81(1): p. 24-30.

203. Baule,G. and R.McFee, Detection of the magnetic field of the heart. American Heart Journal, 1963. 55(7): p. 95-96.

204. Nakaya, Y., Magnetocardiography: a comparison with electrocardiography. J Cardiogr Suppl, 1984. 3: p. 31-40.

205. Halberg,F.,etal., Cross-spectrally coherent~10.5- and 21-year biological and physical cycles, magnetic storms and myocardial infarctions. Neuroendocrinology, 2000. 21: p. 233-258.

206. Pribram, K.H., Brain and Perception: Holonomy and Structure in Figural Processing1991, Hillsdale, NJ: Lawrence Erlbaum Associates, Publishers.

207. Prank, K., et al., Coding of time-varying hormonal signals in intracellular calcium spike trains. Pac Symp Biocomput, 1998: p. 633-44.

208. Schofl, C., K. Prank, and G. Brabant, Pulsatile hormone secretion for control of target organs. Wiener Medizinische Wochenschrift, 1995. 145(17-18): p. 431-435.

209. Schofl, C., et al., Frequency and amplitude enhancement of calcium transients by cyclic AMP in hepatocytes. Biochem J, 1991. 273(Pt 3): p. 799-802.

210. Coles,M.G.H.,G.Gratton, and M.Fabini, Event-related brain potentials, in Principles of Psychophysiology: Physical, Social and Inferential Elements, J.T. Cacioppo and L.G. Tassinary, Editors. 1990, Cambridge University Press: NY.

211. Song, L.Z., G.E. Schwartz, and L.G. Russek, Heart-focused attention and heart-brain synchronization: Energetic and physiological mechanisms. Alternative Therapies in Health and Medicine, 1998. 4(5): p. 44-62.

212. McCraty, R., M. Atkinson, and W.A. Tiller, New electrophysiological correlates associated with intentional heart focus. Subtle Energies, 1993. 4(3): p. 251-268.

213. Russell,P., The Brain Book 1979 New York : Penguin Books USA.

214. Hatfield,E., Emotional Contagion 1994, New York : Cambridge University Press.

215. McCraty, R., et al. The Electricity of Touch: Detection and measurment of cardiac energy exchange between people. in The Fifth

Appalachian Conference on Neurobehavioral Dynamics: Brain and Values. 1996. Radford VA: Lawrence Erlbaum Associates, Inc. Mahwah, NJ.

216. Anshel,M.H., Effect of chronic aerobic exercise and progressive relaxation on motor performance and affect following acute stress. Behav Med, 1996. 21(4): p. 186-96.

217. Stroink, G., Principles of cardiomagnetism, in Advances in Biomagnetism, S.J. Williamson, et al., Editors. 1989, Plenum Press: New York. p. 47-57.

218. Anshel, M., A conceptual model and implications for coping wtih stressful events in police work. Criminal Justice and Behavior, 2000. 27(3): p. 375-400.

219. McCraty, R., Influence of cardiac afferent input on heart-brain synchronization and cognitive performance. International Journal of Psychophysiology, 2002. 45(1-2): p. 72-73.

220. Holcomb, B.K., et al., Dimethylamino parthenolide enhances the inhibitory effects of gemcitabine in human pancreatic cancer cells. J Gastrointest Surg, 2012. 16(7): p. 1333-40.

221. Morris, S.M., Facilitating collective coherence: Group Effects on Heart Rate Variability Coherence and Heart Rhythm Synchronization. Alternative Therapies in Health and Medicine, 2010. 16(4): p. 62-72.

222. Waters, J.A., et al., Single-port laparoscopic right hemicolectomy: the first 100 resections. Dis Colon Rectum, 2012. 55(2): p. 134-9.

223. Nelson,R. Scientific Evidence for the Existence of a True Noosphere : Foundation for a Noo-Constitution. in World Forum of Spiritual Culture. 2010. Astana, Kazakhstan.

224. Hodgkinson, G.P., J. Langan-Fox, and E. Sadler-Smith, In- tuition: A fundamental bridging construct in the behavioural sciences. British Journal of Psychology, 2008. 99(1): p. 1-27.

225. Myers, D.G., Intuition: Its Powers and Perils2002, New Haven: Yale University Press.

226. Bradley,R.T.,etal., Nonlocal Intuition in Entrepreneurs and Nonentrepreneurs : Results of Two Experiments Using Electrophysiological Measures. International Journal of Entrepreneurship and Small Business, 2011. 12(3): p. 343-372.

227. Dane, E. and M.G. Pratt, Exploring intuition and its role in managerial decision making. Academy of Management Review, 2007. 32: p. 33–54.

228. Bastick, T., Intuition: How we think and act1982, New York:: Wiley.

229. Moir, A. and D. Jessel, Brainsex: The real difference between men and women 1989, London:: Mandarin Paperbacks.

230. Larsen, A. and C. Bundesen, A template-matching pandemonium recognizes unconstrained handwritten characters with high accuracy. Mem Cognit, 1996. 24(2): p. 136-43.

231. Craig, J. and N. Lindsay, Quantifying "gut feeling" in the opportunity recognition process. Frontiers of Entrepreneurship Research, 2001: p. 124-135.

232. alberg,F.,etal.,TimeStructures(Chronomes) oftheBlood Circulation, Populations' Health, Human Affairs and Space Weather. World Heart Journal, 2011. 3(1): p. 1-40.

233. Uyeda,S.,etal., Geoelectric potential changes : possible precursors to earthquakes in Japan. Proc Natl Acad Sci U S A, 2000. 97(9): p. 4561-6.

234. Wiseman, R. and M. Schlitz, Experimenter effects and the remote detection of staring. Journal of Parapsychology, 1997. 61: p. 197-207.

235 Bohm,D. and B.J.Hiley, The Undivided Universe 1993 , London : Routledge.

236. Laszlo, E., The Interconnected Universe: Conceptual Foundations of Transdiciplinary Unified Theroy1995, Singapore: World Scientific.

237. Nadeau, R. and M. Kafatos, The Non-Local Universe: The New Physics and Matters of the Mind1999, New York: Oxford University Press.

238. Mayer, R.E., The search for insight: Grappling with gestalt psychology's unanswered questions., in The nature of insight, R.J. Sternberg and J.E. Davidson, Editors. 1996, The MIT Press: Cambridge, MA. p. 3–32.

239. Hogarth,R.M.,EducatingIntuition2001,Chicago:TheUniver- sity of Chicago Press.

240. Bem,D.J., Feeling the future : Experimental evidence for anomalous retroactive influences on cognition and affect. J Pers Soc Psychol, 2011.

241. Radin, D., The Conscious Universe: The Scientific Truth of Psychic Phenomena1997, San Francisco, CA: HarperEdge.

242. Mossbridge,J.,P. Tressoldi, E, and J. Utts Predictive Physiological Anticipation Preceding Seemingly Unpredictable Stimuli: A Meta-Analysis. Frontiers in Psychology, 2012. 3:390.

243. McCraty, R., M. Atkinson, and R.T. Bradley, Electrophysiological evidence of intuition: Part 1. The surprising role of the heart. Journal of Alternative and Complementary Medicine, 2004. 10(1): p. 133-143.

244. McCraty, R., M. Atkinson, and R.T. Bradley, Electrophysiological evidence of intuition: Part 2. A system-wide process? Journal of Alternative and Complementary Medicine, 2004. 10(2): p. 325-336.

245. Tressoldi, P.E., et al., Heart rate differences between targets and non targets in intuition tasks. Fiziol Cheloveka, 2005. 31(6): p. 32-6.

246. Hu, H. and M. Wu, New Nonlocal Biological Effect. Neuro Quanology 2012. 10(3): p. 462-467.

247. Tressoldi, P.E., et al., Implicit Intuition: How Heart Rate can Contribute to Prediction of Future Events. Journal of the Society for Psychical research 2009. 73: p. 1-16.

248. Sartori, L., et al., Physiological correlates of ESP: heart rate differences between targets and nontargets. Journal of Parapsychology, 2004. 68(2): p. 351.

249. Tressoldi, P.E., et al., Further evidence of the possibility of exploiting anticipatory physiological signals to assist implicit intuition of random events. Journal of Scientific Exploration, 2010. 24(3): p. 411.

250. Bradley, R. T., R. McCraty, M. Atkinson, & M. Gillin. Nonlocal Intuition in Entrepreneurs and Nonentrepreneurs: An Experimental Comparison Using Electrophysiological Measures. in Regional Frontiers of Entrepreneurship Research. 2008. Hawthorne, Australia.

251. Toroghi,S.R.,etal.,NonlocalIntuition: Replication and Paired-Subjects Enhancement Effects. Global Advances in Health and Medicne, 2014.

252. McCraty, R., Electrophysiology of Intuition: Pre-stimulus Responses in Group and Individual Participants Using a Roulette Paradigm. Global Advances in Health and Medicne, 2014. 3(2): p. 16-27.

253. Laszlo, E., Quantum Shift in the Global Brain: how the new scientific reality can change us and our world2008, Rochester, VT: Inner Traditions.

254. Mitchell, E., Quantum holography: a basis for the interface between mind and matter, in Bioelectromagnetic Medicine, P.G. Rosch and M.S. Markov, Editors. 2004, Dekker: New York, NY. p. 153-158.

255. Tiller, W.A., J. W E Dibble, and M.J. Kohane, Conscious Acts of Creation: The Emergence of a New Physics2001, Walnut Creek, CA: Pavior Publishing. (pp. 201-202).

256. Bradley, R.T., Psycholphysiology of Intuition: A quantumholgraphic theory on nonlocal communication. World Futures: The Journal of General Evolution, 2007. 63(2): p. 61-97.

257. Marcer,P. and W.Schempp, The brain as a conscious system. Internationl Journal of General Systems, 1998. 27: p. 231- 248.

258. Pribram, K.H. and R.T. Bradley, The brain, the me and the I, in Self-Awareness: Its Nature and Development, M. Ferrari and R. Sternberg, Editors. 1998, The Guilford Press: New York. p. 273-307.

259. Schempp, W., Quantum holograhy and neurocomputer architectures. Journal ofMathematicalImagingandvision,1992. 2: p. 109-164.

260. Simons,D.J. and C.F.Chabris, Gorillas in our midst : Sustained inattentional blindness for dynamic events. Perception, 1999. 28(9): p. 1059-1074.

261. Baumeister, R.F., Ego depletion and self-regulation failure: a resource model of self-control. Alcohol Clin Exp Res, 2003. 27(2): p. 281-4.

262. Petitmengin-Peugeot, C., The Intuitive Experience, in The View from Within. First-person approaches to the study of consciousness, F.J.Varela and J. Shear, Editors. 199, Imprint Academic: London,. p. 43-77.

263. Cutler, J.A., et al., An overview of randomized trials of sodium reduction and blood pressure. Hypertension, 1991. 17(1 Suppl): p. I27-133.

264. MacMahon,S.,etal., Obesity and hypertension : epidemiological and clinical issues. Eur Heart J, 1987. 8 Suppl B: p. 57-70.

265. MacMahon, S., et al., Blood pressure, stroke, and coronary heart disease. Part 1, Prolonged differences in blood pressure: prospective observational studies corrected for the regression dilution bias. Lancet, 1990. 335(8692): p. 765-774.

266. McCraty, R., et al., New Hope for Correctional Officers: An Innovative Program for Reducing Stress and Health Risks. Appl Psych and Biofeedback 2009. 34(4): p. 251-272.

267. Lehrer, P., et al., Biofeedback treatment for asthma. Chest, 2004. 126(2): p. 352-361.

268. Lehrer, P., Carr, RE., Smetankine, A., Vaschillo, E., Peper, E., Porges, S., Edelberg, R., Hamer, R., Hochron, S., Respiratory sinus arrhythmia versus neck/trapezius EMG and incentive inspirometry biofeedback for asthma: a pilot study. Applied Psychophysiology & Biofeedback, 1997. 22(2): p. 95-109.

269. Lehrer,P.M.,E.Vaschillo, and B.Vaschillo, Resonant frequency biofeedback training to increase cardiac variability. Rationale and manual for training. Applied Psychophyisology and Biofeedack, 2000. 25(3): p. 177-191.

270. Karavidas, M.,Psychophysiological

Treatment for Patients with Medically Unexplained Symptoms: A Randomized Controlled Trial. Psychosomatics, in press.

271. Hassett, A.L., et al., A pilot study of the efficacy of heart rate variability (HRV) biofeedback in patients with fibromyalgia. Appl Psychophysiol Biofeedback, 2007. 32(1): p. 1-10.

272. Karavidas, M.K., et al., Preliminary results of an open label study of heart rate variability biofeedback for the treatment of major depression. Appl Psychophysiol Biofeedback, 2007. 32(1): p. 19-30.

273. McCraty, R., M. Atkinson, and L. Lipsenthal, Emotional selfregulation program enhances psychological health and quality of life in patients with diabetes. Boulder Creek, CA: HeartMath Research Center, HeartMath Institute, Publication No. 00-006., 2000.

274. Bradley, R.T., McCraty, R., Atkinson, M., Tomasino., D., Emotion Self-Regulation, Psychophysiological Coherence, and Test Anxiety: Results from an Experiment Using Electrophysiological Measures. Applied Psychophysiology and Biofeedback, 2010. 35(4): p. 261-283.

275. Luskin, F., et al., A controlled pilot study of stress management training of elderly patients with congestive heart failure. Preventive Cardiology, 2002. 5(4): p. 168-172, 176.

276. Arguelles, L., R. McCraty, and R.A. Rees, The heart in holistic education. Encounter: Education for Meaning and Social Justice, 2003. 16(3): p. 13-21.

277. Barrios-Choplin,B.,R.McCraty, and B.Cryer, An inner quality approach to reducing stress and improving physical and emotional wellbeing at work. Stress Medicine, 1997. 13(3): p. 193-201.

278. McCraty, R., Heart-brain neurodynamics: The making of emotions2003, Boulder Creek, CA: HeartMath Research Center, HeartMath Institute, Publication No. 03-015.

279. McCraty, R. and M. Atkinson, Spontaneous heart rhythm coherence in individuals practiced in positive-emotion-focused techniques. Unpublished data, 1998.

280. McCraty, R.,etal., Impact of the Power to Change Performance program on stress and health risks in correctional officers2003: Boulder Creek, CA: HeartMath Research Center, HeartMath Institute, Report No. 03-014, November 2003.

281. Nada, P.J., Heart rate variability in the assessment and biofeedback training of common mental health problems in children. Med Arh, 2009. 63(5): p. 244-8.

282. Bradford, E.J., K.A. Wesnes, and D. Brett, Effects of peak performance training on cognitive function. Journal of Psychopharmacology, 2005. 19(5 suppl): p. A44.

283. Kim, S., et al., Heart rate variability biofeedback, executive functioning and chronic brain injury. Brain Inj, 2013. 27(2): p. 209-22.

284. Berry, M.E., et al., Non-pharmacological Intervention for Chronic Pain in Veterans: A Pilot Study of Heart Rate Variability Biofeedback. Global Advances in Health and Medicne, 2014. 3(2): p. 28-33.

285. Soer, R., et al., Heart Coherence Training Combined with Back School in Patients with Chronic Non-specific Low Back Pain: First Pragmatic Clinical Results. Appl Psychophysiol Biofeedback, 2014.

286. Scott, L.D., W.-T. Hwang, and A.E. Rogers, The impact of multiple care giving roles on fatigue, stress, and work performance among hospital staff nurses. Journal of Nursing Administration, 2006. 36(2): p. 86-95.

287. Salmond, S. and P.E. Ropis, Job stress and general well-being: a comparative study of medical-surgical and home care nurses. Medsurg Nursing, 2005. 14(5): p. 301.

288. Pipe, T. and J. Bortz, Mindful leadership as healing practice: Nurturing self to serve others. International Journal for Human Caring, 2009. 13(2): p. 34-38.

289. Sarabia-Cobo, C., Heart Coherence: A New Tool in the Management of Stress on Professionals and Family Caregivers of Patients with Dementia. Applied Psychophysiology and Biofeedback, 2015: p. 1-9.

290. Watson, J., Nursing: Human science and human care: A theory of nursing1999: Jones & Bartlett Learning.

291. Lemaire, J.B., Walllace J E, Lewin A M, de Grood J, Schaefer J P, The effect of a biofeedback-based stress management tool on physician stress: a randomized controlled clinical trial. Open Medicine, 2011. 5(4): p. 154-163.

292. HeartMath, L.L.C., Return on Investment. White Paper, 2009.

293. Reissner, A., The dance of partnership : A theological reflection. Missiology: An International Review, 2001. 29(1): p. 3-10.

294. Nahser, F. and S. Mehrtens, What's Really Going On?1993, Chicago: Corporantes.

295. Goldman, L., Breaking the Silence: A Guide to Helping Children with Complicated Grief-Suicide, Homicide, AIDS, Violence and Abuse2014: Routledge.

296. Perry,B.D., Childhood experience and the

expression of genetic potential: What childhood neglect tells us about nature and nurture. Brain and mind, 2002. 3(1): p. 79-100.

297. Costello, E.J., et al., Psychiatric disorders in pediatric primary care. Prevalence and risk factors [see comments]. Arch Gen Psychiatry, 1988. 45(12): p. 1107-16.

298. Scales, P.C., Reducing risks and building developmental assets: Essential actions for promoting adolescent health. Journal of School Health, 1999. 69(3): p. 113-119.

299. Bennett, W., The Index of Leading Cultural Indicators: Facts and Figures on the State of American Society1994, New York: Simon & Schuster.

300. Resnick, M.D., L.J. HARRIS, and R.W. Blum, The impact of caring and connectedness on adolescent health and well-being. J Paediatr Child Health, 1993. 29(s1): p. S3-S9.

301. Bradley, R.T., et al., Reducing Test Anxiety and Improving Test Performance in America's Schools: Results from the TestEdge National Demonstration Study2007, Boulder Creek, CA: HeartMath Research Center, HeartMath Institute, Publication No. 07-09-01.

302. Hartnett-Edwards, K. and T.C.G. University, The Social Psy- chology and Physiology of Reading/language Arts Achievement 2006: Claremont Graduate University.

303. Connolly, F., Evaulation of a HeartMath / Safe Place Programme with Sshool Childern in West Belfast, 2009, Greater Falls Extended Schools: http://taketen.tv/file/fccBrochure.pdf. p. 1-12.

304. Bradley, R.T., et al., Efficacy of an Emotion Self-regulation Program for Promoting Development in Preschool Children. Glob Adv Health Med, 2012. 1(1): p. 36-50.

305. May,R.W.,M.A.Sanchez-Gonzalez, and F.D.Fincham,School burnout: increased sympathetic vasomotor tone and attenuated ambulatory diurnal blood pressure variability in young adult women. Stress, 2014(0): p. 1-9.

306. May, R.W., K.N. Bauer, and F.D. Fincham, School Burnout: Diminished Academic and Cognitive Performance. Learning and Individual Differences. . In review

307. Bajkó, Z., et al., Anxiety, depression and autonomic nervous system dysfunction in hypertension. J Neurol Sci, 2012. 317(1): p. 112-116.

308. FitzGerald,L.,etal., Effects of dipping and psychological traits on morning surge in blood pressure in healthy people. Journal of Human Hypertension, 2012. 26(4): p. 228-235.

309. Matthews, K.A., et al., Blood pressure reactivity to psychological stress predicts hypertension in the CARDIA study. Circulation, 2004. 110(1): p. 74-78.

310. Unsworth,N.,etal., An automated version of the operation span task. Behavior research methods, 2005. 37(3): p. 498-505.

311. Unsworth, N., et al., Complex working memory span tasks and higher-order cognition: A latent-variable analysis of the relationship between processing and storage. Memory, 2009. 17(6): p. 635-654.

312. Babraj, J.A., et al., Extremely short duration high intensity interval training substantially improves insulin action in young healthy males. BMC Endocrine Disorders, 2009. 9(1): p. 3.

313. Rakobowchuk, M., et al., Sprint interval and traditional endurance training induce similar improvements in peripheral arterial stiffness and flow-mediated dilation in healthy humans. American Journal of Physiology-Regulatory, Integrative and Comparative Physiology, 2008. 295(1): p. R236-R242.

314. Patchell, B., Coherent Learning: Creating High-level Performance and Cultural Empathy From Student to Expert. Global Advances in Health and Medicine, 2014. 3(Suppl 1): p. BPA17.

315. Vislocky, M. and R. Leslie, Efficacy and Implementation of HeartMath Instruction in College Readiness Program: Improving Students' Mathematics Performance and Learning 2005, University of Cincinnati – Clermont College, Batavia OH: http://mathematics.clc.uc.edu/Vislocky/CPR%20Project.htm.

316. deBoer,R.W.,J.M.Karemaker, and J.Strackee, Hemodynamic fluctuations and baroreflex sensitivity in humans: A beat-to-beat model. American Journal of Physiology, 1987. 253(3 Pt 2): p. H680-H689.

317. Association, A.P., Stress in America: findings2010.

318. Hoel,H.,K.Sparks, and C.L.Cooper, The cost of violence/stress at work and the benefits of a violence/stress-free working environment. Geneva: International Labour Organization, 2001.

319. Kalia, M., Assessing the economic impact of stress [mdash] The modern day hidden epidemic. Metabolism, 2002. 51(6): p. 49-53.

320. Bliss, W.G., Cost of employee turnover. The Advisor, 2004.

321. Cooper, C. and R. Payne, eds. Causes, Coping and Consequences of Stress at Work. 1988, John Wiley & Sons Ltd.: New York.

322. Goetzel, R.Z., et al., The relationship

between modifiable health risks and health care expenditures. An analysis of the multi-employer HERO health risk and cost database. The Health Enhancement Research Organization (HERO) Research Committee. Journal of Occupational and Environmental Medicine, 1998. 40(10): p. 843-854.

323. Bosma, H., et al., Low job control and risk of coronary heart disease in Whitehall II (prospective cohort) study. Bmj, 1997. 314(7080): p. 558-65.

324. Berkman,L.F. and S.L.Syme, Social networks, host resistance, and mortality: a nine-year follow-up study of Alameda County residents. Am J Epidemiol, 1979. 109(2): p. 186-204.

325. Hermes, G.L., et al., Social isolation dysregulates endocrine and behavioral stress while increasing malignant burden of spontaneous mammary tumors. Proc Natl Acad Sci U S A, 2009. 106(52): p. 22393-8.

326. Marmot, M.G. and S.L. Syme, Acculturation and coronary heart disease in Japanese-Americans. Am J Epidemiol, 1976. 104(3): p. 225-47.

327. Neser, W., H. Tyroler, and J. Cassel, Social disorganization and stroke mortality in the black population of North Carolina. American Journal of Epidemiology, 1971. 93(3): p. 166-175.

328. Ornstein, R. and D. Sobel, The Healing Brain1987, New York: Simon and Schuster.

329. Lynch,J.J.,ACryUnheard: New Insights into the Medical Consequences of Loneliness2000, Baltimore, MD: Bancroft Press.

330. Uchino,B.N.,J.T.Cacioppo, and J.K.Kiecolt-Glaser, The relationship between social support and physiological processes: a review with emphasis on underlying mechanisms and implications for health. Psychol Bull, 1996. 119(3): p. 488-531.

331. Cohen,S. and S.Syme,eds. Social Support and Health.1985, Academic Press: Orlando.

332. Ornish,D., Love and Survival: The Scientific Basis for the Healing Power of Intimacy1998, New York: HarperCollins Publishers.

333. Pipe, T.B., et al., Building personal and professional resources of resilience and agility in the healthcare workplace. Stress and Health, 2012. 28(1): p. 11-22.

334. Newsome,M.,etal. ,Changing Job Satisfaction, Absenteeism, and Healthcare Claims Costs In a Hospital Culture. Global Ad- vances in Health and Medicine, 2014. 3(Suppl 1): p. BPA01.

335. Riley,K. and D.Gibbs, HeartMath in UK healthcare : Does it add up? Journal of holistic healthcare, 2013. 10(1): p. 23-28.

336. Murphy, H., Caring Theory and HeartMath: A Match Made in Heaven. Global Advances in Health and Medicine, 2014. 3(Suppl 1): p. BPA18.

337. Goldfisher,A.M.,B.Hounslow, and J.Blank, Transforming and Sustaining the Care Environment. Global Advances in Health and Medicine, 2014. 3(Suppl 1): p. BPA11.

338. Bosteder,L. and S.Hargrave, Learning within a Prison Environment: Will Emotional Intelligence Training Benefit Female Inmates Participating in a Work-based Education Program?, 2008, Oregon State University: https://www.heartmath.org/ research/research-library/educational/learning-within-a-prison-environment/. p. 1-3.

339. McCraty, R., A. Deyhle, and D. Childre, The global coherence initiative: creating a coherent planetary standing wave. Glob Adv Health Med, 2012. 1(1): p. 64-77.

340. Uyeda,S.,etal., Geoelectric potential changes : possible precursors to earthquakes in Japan. Proc Natl Acad Sci U S A, 2000. 97(9): p. 4561-6.

341 Kopytenko,YuA.,etal."Detection of ultra-low-frequency emissions connected with the Spitak earthquake and its aftershock activity, based on geomagnetic pulsations data at Dusheti and Vardzia observatories." Physics of the Earth and Planetary Interiors 77.1(1993): p. 85-95

342. Cornelissen, G., et al., Chronomes, Time Structures, for Chronobioengineering for "A Full Life". Biomedical Instrumentation and Technology, 1999. 33: p. 152-187.

343. Doronin, V.N., Parfentev, V.A., Tleulin, S.Zh, .Namvar, R.A., Somsikov, V.M., Drobzhev, V.I. and Chemeris, A.V., Effect of variations of the geomagnetic field and solar activity on human physiological indicators. Biofizika, 1998. 43(4): p. 647-653.

344. Kay, R.W., Geomagnetic Storms: Association with Incidence of Depression as Measured by Hospital Admission. British Journal of Psychiatry, 1994. 164: p. 403-409.

345. Mikulecky, M., Solar activity, revolutions and cultural prime in the history of mankind. Neuroendocrinology Letters, 2007. 28(6): p. 749-756.

346. Burch, J.B., Reif, J.S., Yost, M.G., Geomagnetic disturbances are associated with reduced nocturnal excretion of a melatonin metabolite in humans. Neuroscience Letters, 1999. 266: p. 209-212.

347. Rapoport, S.I., Blodypakova, T.D., Malinovskaia, N.K.,Oraevskii, V.N., Meshcheriakova, S.A., Breus, T.K. and

Sosnovskii, A.M., , Magnetic storms as a stress factor. Biofizika, 1998. 43(4): p. 632-639.

348. Pobachenko, S.V., Kolesnik, A. G., Borodin, A. S., Kalyuzhin, V. V., The Contigency of Parameters of Human Encephalograms and Schumann Resonance Electromagnetic Fields Revealed in Monitoring Studies. Complex Systems Biophysics, 2006. 51(3): p. 480-483.

349. Persinger,M.A., Sudden unexpected death in epileptics following sudden, intense, increases in geomagnetic activity: prevalence of effect and potential mechanisms. Int J Biometeorol, 1995. 38(4): p. 180-187.

350. Stoupel, E., Sudden cardiac deaths and ventricular extrasys- toles on days of four levels of geomagnetic activity. J. Basic Physiol. Pharmacol., 1993. 4(4): p. 357-366.

351. Belov,D.R.,Kanunikov,I.E., and Kiselev,B.V., Dependence of human EEG synchronization on the geomagnetic activity on the day of experiment. Ross Fiziol. Zh Im I M Sechenova, 1998. 84(8): p. 761–774.

352. Villoresi, G., Ptitsyna, N.G., Tiasto, M.I. and Iucci, N., Myocardial infarct and geomagnetic disturbances: analysis of data on morbidity and mortality [In Russian]. Biofizika, 1998. 43(4): p. 623-632.

353. Gordon,C., Berk,M., The effect of geomagnetic storms on suicide. South African Psychiat Rev, 2003. 6: p. 24-27.

354. Kay, R.W., Schizophrenia and season of birth: relationship to geomagnetic storms. Schiz Res, 2004. 66: p. 7-20.

355. Malin, S.R.C.a.S., B.J., Correlation between heart attacks and magnetic activity. Nature, 1979. 277: p. 646-648.

356. Nikolaev,Y.S.,Rudakov,Y.Y.,Mansurov,S.M.and Mansurova, L.G., Interplanetary magnetic field sector structure and disturbances of the central nervous system activity. Reprint N 17a, Acad. Sci USSR, IZMIRAN, Moscow, 1976: p. 29.

357. Oraevskii, V.N., Breus, T.K., Baevskii, R.M., Rapoport, S.I., Petrov, V.M., Barsukova, Zh.V., Gurfinkel' IuI, and Rogoza,

358. Zaitseva,S.A.a.P.,M.I., Effect of solar and geomagnetic activity on population dynamics among residents of Russia [In Russian]. Biofizika, 1995. 40(4): p. 861-864.

359. Persinger,M.A., Wars and increased solar-geomagnetic activity: aggression or change in intraspecies dominance? Percept Mot Skills, 1999. 88(3 Pt 2): p. 1351-1355.

360. Kleimenova, N. and O. Kozyreva, Daytime quasiperiodic geomagnetic pulsations during the recovery phase of the strong magnetic storm of May 15, 2005. Geomagnetism and Aeronomy, 2007. 47(5): p. 580-587.

361. Subrahmanyam,S.,P.Narayan, and T.Srinivasan, Effect of magnetic micropulsations on the biological systems — A bioenvironmental study. International Journal of Biometeorology, 1985. 29(3): p. 293-305.

362. Halberg, F., et al., Cycles Tipping the Scale between Death and Survival (="Life"). Progress of Theoretical Physics Supplement 2008. 173: p. 153-181.

363. Otsuka,K.,etal., Chronomics and"Glocal" (Combined Global and Local) Assessment of Human Life. Progress of Theoretical Physics Supplement, 2008. 173: p. 134-152.

364. Persinger, M.A., Geopsychology and geopsychopathology: Mental processes and disorders associated with geochemical and geophysical factors. Experientia, 1987. 43: p. 92-104.

365. Dimitrova, S., Stoilova, I. and Cholakov, I., Influence of Local Geomagnetic Storms on Arterial Blood Pressure. Bioelectromagnetics, 2004. 25: p. 408-414.

366. Hamer, J.R., Biological entrainment of the human brain by low frequency radiation. Northrop Space Labs, 1965: p. 65-199.

367. Rapoport,S.I.,Malinovskaia,N.K.,Oraevskii,V.N.,Komarov, F.I., Nosovskii, A.M. and Vetterberg, L., , Effects of disturbances of natural magnetic field of the Earth on melatonin production in patients with coronary heart disease. Klin Med (Mosk), 1997. 75(6): p. 24-26.

368. Ertel, S., Space weather and revolutions: Chizhevsky's heliobiological claim scrutinized. Studia Psychologica, 1996. 39: p. 3-22.

369. Grigoryev, P., Rozanov, V., Vaiserman, A., Vladimirskiy, B.,Heliogeophysical factors as possible triggers of suicide terroristic acts. Health, 2009. 1(4): p. 294-297.

370. Smelyakov, S.V. Tchijevsky's Disclosure: How the Solar Cycles Modulate the History. http://www.ASTROTHEOS.COM 2006.

371. Tchijevsky, A.L., (de Smitt, V.P. translation), Physical Factors of the Historical Process. Cycles, 1971. 22: p. 11-27.

372. Ertel, S., Cosmophysical correlations of creative activity in cultural history. Biophysics, 1998. 43(4): p. 696-702.

373. Stoupel,E.,etal., Ambulatory blood pressure monitoring in patients with hypertension on days of high and low geomagnetic activity. J Hum Hypertens, 1995. 9(4): p. 293-4.

374. Anshel, M.H., Effect of age, sex, and type of feedback on motor performance and locus of

control. Res Q, 1979. 50(3): p. 305-17.

375. Cornelissen, G., et al. Gender differences in circadian and extra-circadian aspects of heart rate variability (HRV). in 1st International Workshop of The TsimTsoum Institute. 2010. Krakow, Poland.

376. Oinuma, S., et al., Graded response of heart rate variability, associated with an alteration of geomagnetic activity in a subarctic area. Biomed Pharmacother, 2002. 56(Suppl 2): p. 284s-288s..

377. Anshel, M.H. and D. Marisi, Effect of music and rhythm on physical performance. Res Q, 1978. 49(2): p. 109-13.

378. McCraty, R., The energetic heart: Bioelectromagnetic communication within and between people, in Bioelectromagnetic Medicine, P.J. Rosch and M.S. Markov, Editors. 2004, Marcel Dekker: New York. p. 541-562.

379. Kemper, K.J. and H.A. Shaltout, Non-verbal communication of compassion: measuring psychophysiological effects. BMC Complement Altern Med, 2011. 11: p. 132..

380. Montagnier, L., et al., Transduction of DNA information through water and electromagnetic waves. arXiv preprint arXiv:1501.01620, 2014.

381. Persinger, M., On the possible representation of the electromagnetic equivalents of all human memory within the earth's magnetic filed: Implications of theoretical biology. Theoretical Biology Insights, 2008. 1: p. 3-11.

382. Persinger, M.A., On the possibility of directly accessing every human brain by electromagnetic induction of the fundamental alogorithms Perceptual and Motor Skills, 1995. 80: p. 791- 799.

383. Davies, J.L., Alleviating political violence through enhancing coherence in collective consciousness: Impact assessment analysis of the Lebanon war. Dissertation Abstracts Interna- tional, 1988. 49(8): p. 2381A.

384. Hagelin,J., The Power of the Collective. Shift : At the Frontier of Consciousness, 2007. 15: p. 16-20.

385. Hagelin,J.S.,Orme-Johnson,D.W.,Rainforth,M. ,Cavanaugh, K., & Alexander, C. N. , Results of the National Demonstration Project to Reduce Violent Crime and Improve Governmental Effectiveness in Washington, D.C. Social Indicators Research, 1999. 47: p. 153-201.

386. Orme-Johnson, D.W., et al., International Peace Project in the Middle East THE EFFECTS OF THE MAHARISHI TECHNOLOGY OF THE UNIFIED FIELD The Journal of Conflict Resolution, 1988.

32(4): p. 776-812.

387. Bancel, P., Nelson, R., The GCP Event Experiment: Design, Analytical Methods, Results. Journal of Scientific Exploration, 2008. 22(3): p. 309-333.

388. Nelson, R., Effects of Globally Shared Attention and Emotion. Journal of Cosmology, 2011. 14.

389. Wendt, H.W., Mass emotions apparently affect nominally random quantum processes: interplanetary magnetic field polarity found critical, but how is causal path?, 2002, Halberg Chronobiology Center, University of Minnesota: St. Paul.

390. Ameling, A., Prayer: an ancient healing practice becomes new again. Holist Nurs Pract, 2000. 14(3): p. 40-8.

391. Gillum, F. and D.M. Griffith, Prayer and spiritual practices for health reasons among American adults: the role of race and ethnicity. J Relig Health. 49(3): p. 283-95.

392. Schwartz, S.A. and L. Dossey, Nonlocality, intention, and observer effects in healing studies: laying a foundation for the future. Explore (NY). 6(5): p. 295-307.

[著者略歴]

ロリン・マクラティ博士　Rollin McCraty, Ph.D.

ハートマス研究所、エグゼクティブ・バイス社長兼研究部長。1991 年の HeartMath 創設時からのメンバー。心理生理学者であり、フロリダ・アトランティック大学の教授でもある（現在は退職）。米国自律神経学会、パブロフ協会、全米心理科学協会、応用心理生理学・バイオフィードバック協会、科学探検協会など多数の会員資格を持ち、グローバル・コヒーレンス・モニタリング・システムの研究ディレクター兼プロジェクト・コーディネーターを務めている。

[監訳者略歴]

高木 輝秀（たかぎ てるひで）

医師、医学博士。脳神経外科専門医。
愛知県出身。1991 年富山医科薬科大学（現・富山大学）卒業。名古屋大学脳神経外科入局。2010 年高木外科内科医院開業。2018 年にハートマス研究所のコヒーレンスに出会い、2020 年にハートマス認定トレーナー。

心臓の科学
－ 人間のパフォーマンスにおける心拍変動の役割 －

2023 年 6 月 30 日　第 1 刷発行

　著　者　Rollin McCraty, Ph.D.
　監　訳　高木 輝秀
　発行者　安井 喜久江
　発行所　㈱たにぐち書店
　　　　　〒 171-0014　東京都豊島区池袋 2-68-10
　　　　　TEL. 03-3980-5536　FAX. 03-3590-3630
　　　　　たにぐち書店 .com